幼科外治精要

巩莉　孙砚田　主编

🌀黑龙江科学技术出版社

图书在版编目（CIP）数据

幼科外治精要 / 巩莉主编. -- 哈尔滨 ： 黑龙江科
学技术出版社, 2021.5
    ISBN 978-7-5719-0944-4

    Ⅰ．①幼… Ⅱ．①巩… Ⅲ．①小儿疾病－外治法
Ⅳ．①R272

    中国版本图书馆 CIP 数据核字 (2021) 第 081176 号

幼科外治精要

YOUKE WAIZHI JINGYAO

作　　者　巩　莉　孙砚田
责任编辑　陈元长
封面设计　刊　易
出　　版　黑龙江科学技术出版社
地　　址　哈尔滨市南岗区公安街 70-2 号　邮编：150007
电　　话　（0451）53642106　传真：（0451）53642143
网　　址　www.lkcbs.cn　www.lkpub.cn
发　　行　全国新华书店
印　　刷　廊坊市瀚源印刷有限公司
开　　本　787 mm×1092 mm　1/32
印　　张　4.25
字　　数　60 千字
版　　次　2021 年 5 月第 1 版
印　　次　2021 年 5 月第 1 次印刷
书　　号　ISBN 978-7-5719-0944-4

定　　价　56.00 元

序

儿童是祖国的花朵，民族之希望，乃国之未来也。

他们将来是建国保国栋梁之才，是中国梦的实现者，更是每个家庭中最受宠爱的掌上明珠。保护每个宝宝的茁壮成长、身心健康乃我辈神圣职责也。

古代之医，治不分科，各科杂病通治之。随着科技文明的逐渐发展，医学之进步，逐渐开辟幼科，使之与成人疾病异治之。皆因婴幼生理特殊，其脏腑娇柔，气血未盈，故戒妄攻。婴幼与成人同其病，但不可同其方、同其药、唯减其量而施治，此乃与西医治儿之病所异者。尚婴幼诸疾，屡服汤药，岂知是药三分毒之理，盖婴幼发育未固，非万不得已，勿投以药石，免误戕及脏腑，伤及身心也。虽然中医儿科中不乏神医妙手，但婴幼患疾，不善言表，哭闹不宁，脉弱难凭。加之汤剂药味难以吞咽，患儿不予配合，十成难尽其半。故医者虽善，也难尽显其技，大抵如斯也。

宝宝为稚阴稚阳之体，脏腑脆弱，气血未充。若稍感外邪，则纯阳易变。偶得诸疾，即现孱衰不振，调理失当或屡服汤剂稍有贻误，即对宝宝危害匪浅矣。

婴幼为纯阳之体，阳气旺盛，生机蓬勃。宝宝始病，应先取自然绿色的外治疗法，即可获得阴阳平衡，气血调整，而显效果。时遇内服汤药有所不达之病，则外治疗法往往屡获奇效，令其收到意外之惊喜。

吾年至桑榆，虽出身于中医世家，深受家庭之熏陶，又从事中医临床五十余载。然自幼愚痴，长成后才疏学浅，读书无多，自愧孤陋寡闻，加之医疗经验甚乏。吾祗想幼吾幼以及人之幼，故而编撰幼科外治精要，谨作同仁参考。本书纯属个人管窥之见，文谬之处在所难免，书峻而不敢言存善心也，聊以尽吾份耳。

至于是非功过，自有后世评说，谨以为序。

仁寿堂嫡系传人　　砚田 编撰

目录

幼科诊断

中医幼科诊断疾病是用望、闻、问、切的诊察方法。

一、望诊

因为儿童的生理、病理的特殊性，不能够用语言表达自己的病情变化；加之患儿在就诊时惊恐哭闹，而且极易导致面色、气息、脉象等出现失真变化，所以望诊就成为幼科医生最基本的技能之一。历代医家都尤为重视望诊，并且把望诊列为四诊之首，即医传中的"望而知之为之神"。

望诊的主要核心是望神、望色、望舌、望小儿指纹、望形态、望斑、疹、痘、疮。

望神

望神：诊察患儿的眼神变化是望神的重点，所谓眼神的变化表现可分为得神、失神、乱神、假神四个方面。

（一）得神，即眼中有精神，两目表现灵活、明亮有神。宝宝虽然患有疾病，但精气旺盛充足。

（二）失神，即眼中失去精神，目光无精打采、活动迟钝，宝宝表情淡漠，甚至神志出现昏迷。

（三）假神是患儿病情危重，生病时间长久，本来应该表现失神的状态，但暂时出现好转的假象。精神突然变佳，两颧潮红如妆、食欲增强，往往是一种濒死前的假象。属于残阳外脱、阴阳欲绝，即所谓"回光返照"现象。

（四）乱神是患儿焦虑不安，心胆气虚、内心烦躁、狂躁妄动，患儿常哭闹无常或神志痴呆或见癫痫。

望色

望色：医者观察患儿面部颜色和光泽变化的一种望诊方法。

颜色是色调的变化，光泽是荣润或枯槁的变化，古人把五色定为病色。病色即显示于面，也显示于身上，观察面色诊断和观察身上颜色诊断都叫色诊。但是由于面部的病色变化和表现比身上的病色表现丰富，而且也比较明显，观察也比较方便。因此，医者常以面色来作为诊断的主要核心。其他处只作为一种辅助诊断。

人在正常生理状态时，终身不变的肤色为常色。如黄种人的皮肤微黄，黑种人的皮肤褐黑，等等。也有的人在此基础上，皮肤略白、较黑、稍红，等等，也属于正常肤色。人在病理状态时，面部或身上皮肤的颜色与光泽，除了具有正常肤色外，还会因为病理的影响而表现出一种反常的颜色来，这些颜色就称为病色。古人把病色分为五种：青、赤、黄、白、黑。五色主病：病色分别见于不同的脏腑和不同的疾病。即五色分属五脏，其对应关系是：青为肝、赤为心、黄为脾、白为肺、黑为肾。五色反映的不同疾病是：青黑为痛、黄赤为热、白为寒。这种根据病人面部病色变化以诊察疾病的方法称为五色诊。

五色主五脏歌

肝青心赤脾病黄，肺白肾黑色生脏。

面部五脏分部位歌

头额天庭属于心，下颏地角属于肾，左肝右肺面颊分，脾脏部位看鼻准。

五色主五病歌

色主五脏病显面，黄主伤脾白主寒，青主惊风赤主热，肾虚剧痛黑色显。

五色具体表现

（一）青色是经络阻滞，气血不通的表现。由于肝主疏泄，主藏血、主筋。气血壅滞，致肝失疏泄，气滞血瘀，所以肝不荣筋，肝风内动。小儿高热、青筋暴起、鼻柱、眉间、口唇青紫，应是惊风的前兆，继而可导致惊风。

（二）赤色是热盛邪亢，血气充盈的表现。由于血行的加速，面部络脉扩张，血色上荣于面，则面红耳赤，属于热证。

热有虚实之分，实热则满面通红，虚热则两颧潮红如妆。若遇患儿久病病重，本应面色苍白无华。倘若时而泛红如妆，游移不定者，则是久病肾阳虚衰，阴盛格阳，虚阳上越所致。属于戴阳证，为回光返照，是病情加重的表现，愈后多不良。

（三）黄色是脾虚，机体失养，湿邪内蕴的表现。由于脾胃虚弱，水谷之精不得化气，致肌肤失于荣养。是水湿内停，泛溢肌肤所致，面目一身俱黄为黄疸。其中，面黄鲜明如橘皮色者属阳黄，是湿热；面黄晦暗如烟熏者属阴黄，是寒湿。

（四）白色是气血虚弱，不能荣养机体的表现。由于阳气不足、气血运行无力或耗气失血，气血不充、血脉空虚均可呈现白色。如果面色晄白而虚浮，多为阳气不足；面色淡白而干瘦，多为营血亏损；面色苍白，多为虚脱或失血过多所致。

（五）黑色是阴寒水盛，肾阳虚衰的表现。血失温养，致水饮不化，浊阴上泛或为剧痛，脉络拘急，气血不畅所致。

面黑而干焦者，是肾精久耗、阴虚火旺、虚火灼阴、机体失养所致。眼眶周围发黑者，由寒凝痰阻，血脉不畅，疼痛剧烈所致。

大凡望色，先分部位，再观气色，欲识五色至精微，当知十法之纲领。五色各见其部，察其沉浮，以知深浅；观其上下，以知病处；察其泽夭，以观成败；察其散抟，以知近远。结合临床实践归纳成望色十法。

望色十法

浮沉、清浊、微甚、抟散、泽夭。

（一）浮沉：色显皮肤谓之浮，隐于皮肤之内谓之沉。

浮者病在表，沉者病在里；由浮转沉者邪气由表入里。由沉转浮者，是病邪自里达表也。

（二）清浊：清者清明，其色则舒；浊者浊暗，其色泽惨。清者病在阳，浊者病在阴。由清转浊者，是病从阳转为阴；由浊转清者，则病由阴转为阳也。

（三）微甚：色淡为微，色深为甚；微者正气虚，甚者邪气实。

由微至甚者，是病虚而改实；由甚致微者，是病由实转为虚。

（四）抟散：散者离、色开；抟者壅、色滞。

散者主新病或病将解；抟者主久病或病邪渐聚。由抟转散者，其病虽久而邪将解；由散转抟者，其病虽近而邪渐聚，病由轻渐重也。

（五）泽夭：色滋润者谓泽，色枯稿者谓夭。润者生、枯者亡。色由泽转至夭者病趋危，色由夭转至泽是病情好转的表现。以此泽夭辨别病情的转归。

望色十法辨色之气，五色者，辨其色。气为色之变，色为气之常；气因色明理，色因气着义。气色分而言之，则精微之道显也。合而观之，则知病症的转变，故相气色不微不明是非，仔细辨认，方知因故。五色的理论可以作为临床诊病的参考依据，但实际在应用中不可机械刻板，必须结合其他诊法进行综合判断，灵活运用。

望舌

望舌是指通过观察患儿舌质和舌苔的变化，以诊察疾病的方法，是望诊中的重要内容，也是中医幼科诊病的特色之一。

舌是一个肌肉性质的器官，由黏和舌肌组成。故唇舌者，为肌肉之本也。舌者，声音之机也。舌之官也，和则能言而机关利健，善别其味也。

舌的上面称舌面，舌的下面称舌底。舌面分为舌体和舌根两个部分，舌体和舌根之间有一条人字界沟。伸舌时一般只能看到舌体，故幼科舌诊部位主要是舌体。舌体的前端称为舌尖，舌体的中部称为舌中，舌体的后部，人字界沟前称为舌根；舌体的两侧称为舌边。在舌体的正中有一条不甚明显的纵列皱褶，称为舌中沟。舌上卷时，可见舌底正中线上有一条连于口腔底部的皱襞，被称为舌系带；舌系带的终端两侧各有一个圆形突起，称作舌下肉阜，每个肉阜各有一个朝上的腺口，左侧为金津，右侧为玉液，是胃津、肾液上朝的孔道。

在舌面上覆盖着一层半透明的黏膜，黏膜较为粗糙；形成许多突起，称为乳头。根据乳头的形状不同，乳头可分为丝状乳头、蕈状乳头，轮廓状乳头和叶状乳头四种。其中丝状乳头和蕈状乳头与舌象的形成有着密切联系，轮廓状乳头与叶状乳头则与味觉有关。

丝状乳头数量最多，分布在舌尖、舌体和舌边，呈细长圆锥形，高二至三毫米。它的复层扁平上皮，常有角化脱落，再混以食物残渣、唾液等使黏膜表层覆一层白色的薄苔，称为舌苔。舌苔的颜色和形状常常随着患儿的病理情况发生变化。

相对于丝状乳头，蕈状乳头的数目较少，多见于舌尖，散于丝状乳头之间，呈蕈状，基部窄而顶端圆。上皮的表面较平滑，有时可感味蕾的存在。固有膜中血管丰富，故乳头呈红色，用肉眼观察呈红丝小点。蕈状乳头的形态改变及颜色改变，是影响舌质变化的主要因素。

望舌的顺序是先看舌尖，再看舌中、舌边，最后查看舌根部。因为伸舌的时间较久，随着血脉运营的变化，舌质及色泽较易失真。故望舌过程要求迅速敏捷，又要全面准确。若一次望舌没有看准，可让患儿休息片刻后再重新察看。舌苔因覆盖于舌体一般不会因观察时间的久暂而发生改变，故应先察看舌质再察看舌苔。根据病情的需要，还可查看舌下静脉。

舌诊主要是观察舌质和舌苔两部位的变化。舌质是指舌的肌肉脉络组织为脏腑气血所荣的情况。舌苔是诊察苔质和舌苔颜色两个方面的变化。

舌质即舌的本体。望舌质主要观察舌色、舌的形态、动态及舌下静脉四个部分。

舌色：一般舌色分为淡红、淡白、红、绛、紫五种。

（一）淡红色：常见于正常人，反映了气血充足，胃气旺盛的生理状态，为气血调和的征象。

（二）淡白色：比正常舌色浅淡，主气血两虚、血不荣舌，致舌色浅淡。舌淡白光莹、舌体瘦薄，属于阳虚水湿内停；舌枯白无华，脱血夺气，属于病情危重。

（三）红色：较正常舌色红，呈鲜红色。由于血热循行加速，舌体脉络充盈；或因虚火上炎、阴液亏乏，故舌色鲜红。仅舌尖红，为心火上炎；舌两边红，为肝经有热；舌体小且鲜红少苔，或有裂纹，或红光无苔，为虚热证。

（四）绛色：舌色较红舌颜色更深，略带暗红色。是里热亢盛，热入营血，气血沸涌、血液浓缩而壅滞，舌体络脉充盈，故呈现绛色舌。

舌绛有苔，属于温热病，热入营血，或脏腑内热炽盛。绛红愈深，热邪愈甚。舌苔绛燥，邪入营中。舌绛少苔或者无苔，或舌有裂纹，属于久病阴虚火旺，或热病后期阴液耗损。绛而光亮，胃阴亡；绛而枯萎，肾阴涸。

（五）紫色：舌呈现紫色，局部呈现青紫色斑点。紫舌是由淡白舌，或红绛舌发展而成的，故其主病即是在淡白舌、红绛舌的基础上出现气血运行不畅的病理改变。

全舌青紫是病致全身瘀滞或肝郁血瘀，或气虚无力推动血行，致血液流速缓慢所致。亦可见于患儿先天性心脏病或药物、食物中毒等。

舌淡紫而湿润是由阴寒内盛，阳气被遏，血行凝滞或阳气虚衰，气血不畅，血脉凝滞所致。

绛紫舌，其舌紫红，干枯少津，是绛红舌的进一步发展，为热毒炽盛，内入营血，津液耗损，气血壅滞所致。

舌形：舌质的形状，它包括舌的老嫩、胖瘦、点刺、裂纹、齿痕五个方面的特征。

老嫩：舌质纹理粗糙或皱缩，坚敛而不柔软，舌色较暗者为老舌。舌质纹理细腻，浮胖娇嫩，舌色浅淡者为嫩舌。

舌质的老嫩是辨别疾病虚实的重要指标之一。老舌为病实，嫩舌为病虚。

胖瘦：舌体比正常的舌体大而重，伸舌满口者为胖舌；舌体比正常舌体瘦小而薄者为瘦舌。

胖舌多为脾肾阳虚，水湿之邪停滞于体内的表现。瘦舌多为主气血两虚、阴液不足，舌失荣养，不能充盈舌体所致。此外，先天性舌血管瘤患者，呈现青紫肿胀，没有临床诊断意义。舌瘦薄而色淡者是气血两虚；舌瘦薄而色红绛者是虚火旺。

点刺：是舌蕈状乳头增生、增多、充血红肿而形成的。

点是指突起于舌面的红色或紫红色的星点。刺是指舌乳头突起如刺，摸之棘手的红色或黄黑色的点刺。点与刺都是蕈状乳头增大，只是形态各异的表现，故时常并见，可合称为点刺，点刺多发生在舌尖。

点刺的颜色可以判断气血运行的情况和病情的轻重。如颜色红为气热、鲜红为血热、紫绛为热入营。

舌尖生刺为心火亢盛，舌边缘生刺为肝胆火盛，舌中生刺则为胃肠热盛。

裂纹：是舌面上出现的各种形状的裂纹、裂沟、纹沟中无舌苔的覆盖。裂纹可见于全舌、舌前部、舌尖、舌边，多少不等，深浅不一。有如脑回、卵石、刀割、剪碎、人字、川字、文字、叶脉等各种纹形。

舌红绛有裂纹为热盛伤津、阴液大伤，或阴虚液损失于濡润，舌面萎缩所致。

舌淡白有裂纹为血虚，若白胖嫩，舌边见齿痕者属脾虚湿浸。若舌裂纹较浅，又有苔覆盖，并且无不适的感觉，属于先天性裂纹，应与病理性裂纹相鉴别。

齿痕：是指舌体的边缘有牙印。多为舌体胖大，受到牙齿的挤压而留下的痕迹。也有不因舌体胖大而因舌体娇嫩留有牙印痕迹的。

舌淡、胖大而且舌润有齿痕者，多属于阳虚寒湿，水湿内停；舌淡红而有齿痕者，多属于脾虚气虚；舌红而胖者有齿痕，为内有湿热、痰浊壅滞；舌淡红而嫩且舌不大而有齿痕者，可能是先天性齿痕或小儿气血不足所致。

舌态是指舌体的动态。常见的病理舌态包括痿软、强硬、㖞斜、颤动、吐弄、短缩六种。

痿软：舌体软弱无力，不能够随意伸缩回旋，是伤阴或气血俱虚的表现。

舌淡白而痿软者是慢性久病、气血两虚、舌体失养所致。

舌红绛少苔或无苔而痿软者，是因为外感病后期，热极伤阴或者因为内伤杂病，阴虚火旺所致。

舌红干而渐痿者，是因为肝肾亏损，舌肌筋脉失养所致。

强硬：舌体失去柔和性，伸屈不利，不能够自主转动，板硬强直。是脏腑实热，以及与脏腑病变密切相关的表现。

舌板硬、强直是外感热病，邪入心包、扰乱心神或高热伤津，舌津脉失养，使舌体失柔，或肝风夹痰阻滞舌体脉络所致，舌色红绛而少津者，为邪热炽盛所致。舌红绛而胖大兼有厚腻苔者，是风痰阻络所致。语言謇涩、肢体麻木、眩晕者，是中风先兆。

喎斜：伸舌时舌体偏向一侧，是中风、喑痱或中风前兆的表现。

舌色紫红势急者，是肝风发痉。舌淡红势缓者是中风、偏枯、半身不遂的表现，其舌伸向健侧。

颤动：是指舌体不自主地颤抖。伸舌时颤为病轻，不伸舌亦颤是病重。舌颤是气血亏损，或热极阴亏或肝风内动的表现。

舌淡白而颤动者，是血虚动风；舌红绛而颤动者，是热极生风；舌红少津而颤动者，是肝阳化风。另外，酒毒内蕴亦可见舌颤。

吐弄：伸舌于口外不能立即缩回者为吐，反复吐舌或舐唇四周，掉动不宁者为弄。都是心脾有热的表现。

吐弄舌见于疫毒攻心，或舌见于热甚动风。吐弄舌也可见于小儿智力发育不全，应注意鉴别。

舌下络脉：一般舌下络脉是单支，亦有少数人为双支。舌下络脉粗胀、青、紫、绛、黑。有长短、形态、色泽、粗细等变化或有节结等，都是瘀血的表现。

舌苔：人舌体表面所散布的一层苔状物质。这种苔状物质的成分相当复杂，它主要由脱落的舌黏膜角化上皮的细胞、唾液、细菌、食物碎屑及渗出的白细胞组成。中医认为是由胃气所产生的。因五脏六腑皆禀气于胃，故五脏六腑的病理变化都能够从舌苔的变化反映出来。

苔质是指舌苔的质地、形态。主要观察舌苔的厚薄、润燥、腻腐、剥脱、真假五个方面。

厚薄：舌苔的厚薄是以见底来作为衡量标准的。透过舌苔能隐隐约约看到舌质者叫见底，不能透过舌苔看到舌质者叫不见底。见底为薄苔，不见底为厚苔。薄厚苔反映正气的盛衰和邪气的深浅。薄苔病轻、厚苔病重。

舌苔可以由薄转厚，也可由厚转薄。舌苔的厚薄转变是一个渐变过程。苔若增厚为邪气极盛或正气不胜邪气的表现。

润燥：舌苔润泽为津未伤，必无大病。舌苔湿润，伸舌欲滴为滑苔、为寒湿，痰欲内生；燥苔是热重伤津，津液已耗。湿症舌润，热症舌燥，此常理也。

腻腐：质密粒小融合如涂油腻，中厚边薄，刮之不脱为腻苔。质疏粒大，形如豆渣堆积舌面，揩之易去，为腐苔。

腻苔由湿浊内蕴，痰停聚所致。薄腻为食积；白腻为痰浊；厚腻为脾胃湿热；黄腻而厚为痰热、湿热、暑热等邪内蕴、腑气不畅。

腐苔：主要是由于阳热蒸腾、胃中秽浊之邪上泛，聚积舌面，主食积胃肠或痰浊内蕴。

剥落：是舌体本来有苔，因疾病，舌苔全部或部分脱落，脱落处光滑无苔而见舌质。根据脱落部位可分为前剥苔、中剥苔、根剥苔、花剥苔、鸡心苔、镜面舌、地图舌七种。其中，舌苔不规则脱落，边缘突起、界限清楚，形状如地图者称为地图舌。

总之，舌苔的剥落是胃气匮乏，不能上熏于舌，或胃阴枯涸，不能上潮于舌所致。因胃阴亏损的原因不同，损伤的程度不同，病情的轻重不同，就形成了各种不同类型的剥脱舌。观察舌苔的有无、消长和脱落的变化，能够测知脏腑的病情变化和正邪气的变化，以及病情轻重的转化情况。一般应该先鉴别先天性剥苔：先天性剥苔在舌体的中央、人字沟前，呈菱形，是先天性发育不良的表现。

偏全：舌苔遍布舌面称为全苔，舌苔仅布于舌体某一局部为偏苔。全苔是邪气散漫，偏苔则说明邪气滞于某脏。

舌苔偏于舌尖者是邪气未深入里；舌苔偏于舌中者是痰浊，食积停滞于中焦；舌苔偏于舌根者为外邪虽退，依然胃滞；舌苔偏于舌边左右者是肝胆湿热。偏苔应与剥苔相鉴别：剥苔是舌体本来有苔而剥落；偏苔是舌苔偏生于某处。还应与因物理摩擦而使某处舌苔减少与病理性剥落苔和偏苔相鉴别。

真假：舌苔紧贴舌面，难以刮去，舌苔像从舌体上生长出来一样是真苔。舌苔浮于舌面，刮之即去，舌苔像涂在舌面上一样是假苔。假苔是新病，病情也较轻。真苔是久病，或者病情深重。真苔转为假苔是疾病趋向痊愈的表现。

苔色：苔色的变化主要有白苔、黄苔、黑苔三类。临床上可单独出现，亦可相兼出现。各种苔色一定要结合舌质和苔质的变化综合起来分析。

白苔：舌面所附着的苔垢呈白色。白苔有厚薄之分。

苔薄白而润是正常舌苔。或为表证初起，或是里证病轻；苔薄白而滑，多为外感寒湿，或脾肾阳虚，水湿内停；苔薄白而干，多由外感风热所致。苔白厚腻，多为湿浊内停或为痰饮、食积。苔白厚而干，主痰浊湿热内蕴；苔白如积粉，扪之不燥者，称为积粉苔，常见于瘟疫或内痛等病，是秽浊湿邪与热毒相结而成；苔白而燥裂，粗糙如砂石是因燥热伤津，阴液亏损。

黄苔：根据苔黄的颜色及黄的程度，有淡黄，深黄，焦黄之分。淡黄苔由薄白苔转化而来，深黄苔为正黄苔，焦黄苔称老黄苔，是黄苔夹有灰黑苔。

舌苔由白转黄，或黄白相兼，为外感表证处于化热入里，表里相兼阶段。舌尖苔黄，热在上焦；舌中苔黄，热在胃肠；舌根苔黄，热在下焦；舌边苔黄，热在肝胆。苔色越黄，则热邪越甚。

苔淡黄而润滑多津者，为黄滑苔，多为阳虚寒湿之体，痰饮聚久化热，或为气亏虚，复感湿热之邪所致。

苔黄而干燥，甚至苔干而硬，颗粒粗大，扪之糙手者，称黄糙苔；苔黄干涩，中有裂纹如花瓣状，称黄瓣苔；黄黑相兼，如烧焦锅巴称焦黄苔，均为热邪伤津，燥结腑实之证。

苔黄而腻者，称黄腻苔，为湿热或痰热内蕴，或食积化腐。

苔色浅黑，称为灰苔，苔色深灰，称为黑苔。灰苔黑苔只是颜色浅深之差别，故常称为灰黑苔。灰黑苔近舌根处苔黑较深，近舌尖处灰黑色渐浅。灰黑苔是由白苔或黄苔转化而成，是疾病持续到一定时日，发展到相当程度后才出现的。

灰黑苔可见于热性病中，亦可见于寒湿病中，但无论寒热，均属于重病。一定要牢记：灰黑苔舌质的润燥是辨别疾病的寒热属性重要的指征。舌苔灰黑而舌质湿润必定是寒病，舌苔灰黑而干燥无津必定是热病。

舌中、舌根部呈灰黑色苔而舌尖、舌边呈白腻苔为阳虚寒湿内盛或痰饮内停所致。舌中、舌根部呈灰黑苔而舌尖、舌边呈黄腻苔为湿热内蕴经久不化所致。苔焦黑干燥，舌质干裂起刺，无论是外感还是内伤，均为热极津枯之证。舌苔黄黑为霉苔，是湿浊、食宿、积久化热所致，亦可见于湿夹痰的病证。若见舌苔如涂一层黑漆、黑且光亮，则百无一治。

灰黑苔一定要与正常舌苔染色者相鉴别。

望小儿指纹

小儿指纹是指三岁以内儿童两手食指掌侧前缘部的浅表络脉。望小儿指纹是通过观察三岁以内小儿食指指纹的形色变化以诊察病情的方法。

因食指掌侧前缘络脉为寸口的分支，与寸口脉同属于手太阴肺经，其形色变化，在一定程度上可以反映寸口脉的变化，故望小儿指诊与诊寸口脉意义相同，可以诊察患儿体内的病变。

三岁以内儿童寸口脉位短少，切脉时只能一指定三关。宝宝诊病，又哭又闹，气血先乱，使脉象失真，然而小儿皮肤薄嫩，食指络脉易于观察，故常以望指纹代替脉诊。

小儿指纹可受多种因素的影响，如年幼儿络脉显露而较长，年长儿络脉不显而略短。皮肤薄嫩者指纹显现而见，皮肤糙厚者络脉模糊不显。肥胖儿络脉较深而不显，体瘦儿络脉较浅则易显。天气热，脉络扩张，指纹增粗变长，天冷脉络收缩，指纹变细变短。因此望小儿指纹时要排除相关影响，才能作出正确的诊断。

观察小儿病理指纹时，应该注意其纹位、纹态、纹色、纹形四个方面的变化。其要点有四：三关测轻重、浮沉分表里、红紫辨寒热、淡滞定虚实。

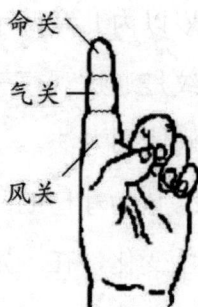

图1　小儿食指三关

三关测轻重：小儿的食指按指节可分为三关。食指第一节（即掌指横纹至第二节横纹之间）为风关；第二节（即第二节横纹至第三节横纹之间）为气关；第三节（即第三节横纹至指端）为命关。

根据络脉在食指三关显现的部位，可以测定邪气的深浅，病情的轻重。

指纹显于风关是邪气入络，邪浅病轻，可见于外感初起。

指纹达于气关是邪气入经，邪深病重。

指纹达于命关是邪入脏腑，病情严重。

指纹直达指端，称为透关射甲，病情凶险，愈后不良。

现代研究表明，心气心阳虚衰和肺热患儿，指纹大多数向命关伸延，这是静脉压升高所致。因为指纹的充盈度与静脉压有关，静脉压愈高，指纹的充盈度就愈大，也就愈向指尖方向发展。血虚的患儿，由于红细胞及血红蛋白减少，指纹就变淡。

浮沉分表里，指纹浮而显露为病邪在表，见于外感表证。因外邪袭表，正气抗争，鼓舞气血趋向于表，故指纹浮显。

指纹沉隐而不显，为病邪在里，见于内伤里证。因邪气内困，阻滞气血难以外达，故指纹沉隐。

红紫辨寒热，即指纹的颜色变化主要有红、紫、青、黑、白五种，可据此辨别寒热轻重。

指纹偏红，属外感表证，寒症。因邪正相争，气血趋向于表，指纹浮显，故指纹偏红。

指纹紫红，属里热证。因里热炽盛，脉络扩张，气血壅滞，故见紫红。

指纹青色，主疼痛、惊风。因痛则不通，或肝风内动，脉络郁滞，气血不通，故指纹颜色变为青紫。

指纹淡白，属脾虚、疳积。因脾胃气虚、生化不足，气血不能充养脉络，故纹色淡白。

指纹紫黑，为血络郁闭，病属重危。因邪气亢盛，心肺气衰，脉络瘀阻，故见紫黑。

一般来说，指纹颜色深暗者多属实证，是邪气有余。纹色浅淡者多属虚症，是正气不足。故常谓：紫热红伤寒，青惊白是疳。

淡滞定虚实，即指纹浅淡者多虚症，为气血不足，脉络不充所致；指纹浓滞而增粗者，多属实证，为邪正相争，气血壅滞所致。

望形态

望形态是指望宝宝的形体和姿态。望形态是观察患儿的形体胖瘦强弱、体质形态和异常表现来诊察病情的方法。

望形态包括望患儿的头囟、躯体、四肢、肌肤、筋骨、指甲等。

凡小儿身高正常、胖瘦适中、皮肤柔润、肌肉壮实、筋骨强健、身材匀称、毛发黑泽，都是先天禀赋充足、发育良好的外形表现。若患儿形体矮小，肌肉瘠薄，筋骨不坚，毛发细萎黄，是先天禀赋不足，后天调养失宜，发育不良的表现。头大囟开，颈不能举，常为肾虚水积之解颅；鸡胸龟背，筋弱肢软，多为肝肾亏损之弱症；面浮肢肿、按之凹陷，为水湿潴留；形体肥胖、躯脂满盈，是痰湿郁滞；皮肤松弛，肌肉不实，是脾胃气虚；四指枯细，肚腹膨大，是脾虚夹积。

凡坐卧不宁、烦恼不安，是肝阳心火内盛；嗜卧少坐，懒动无力，是阳虚阴寒内盛；身体蜷缩，喜偎母怀，常为风寒外感；仰卧伸足，揭衣弃被，常为热势炽盛；鼻煽气喘，端坐难卧，是肺气上逆；喘促气短，动则喘甚，是肺脾气虚或肾不纳气；伏卧抚腹，睡卧不安，多是积滞腹痛；身振自直，四肢抽搐，是为肝风；撮空循摸，谵语妄动，是为心神蒙蔽；背曲肩随，转摇不能，行则振掉，肾气将惫。将患儿具有的动作能力与该年龄组儿童的动作能力相对照比较，可发现五迟、五软之类的发育迟缓的病证。

五迟是指立迟、行迟、语迟、发迟、齿迟。

五软是指头项软、口软、手软、足软、肌肉软。

五迟、五软均为小儿发育障碍疾病，西医谓：大脑发育不全、智力低下、脑性瘫痪、佝偻病等。

不同的疾病可产生不同的病态，观察病人异常的动作有助于相应疾病的诊断。

病人唇、睑、指、趾颤动者，如见于外感热病，多为动风先兆。如见于内伤虚证，多为气血不足，筋脉失养，虚风内动。

项颈强直，双目上视，四肢抽搐，角弓反张者，常见于小儿惊风、破伤风、癫痫、子痫、马前子中毒等。

卒倒神昏，口吐涎沫、四肢抽搐、醒后如常属癫痫。

恶寒战栗，谓寒战，见于疟疾发作，或外寒袭表，或伤寒温病、邪正剧争，欲作战汗之时。

肢体软弱，行动不便多属痿病。关节不利、伸屈拘挛多属痹病。

儿童手足伸屈扭转、挤眉眨眼、呶嘴伸舌、状似舞蹈，不能自制，多为气血不足，风湿内侵所致。

望斑、疹、痘、疮

中医幼科十分重视对皮肤的望诊。正常儿童的皮肤常常是润滑荣泽，柔软光滑的，此为津液神经充沛的象征。

倘若皮肤受损，则客观上存在而能看到、摸到或检查到各种病理症状，因而不是一个单独的症，它与五脏六腑相关联。为湿热虫毒侵袭，气血瘀滞或血虚风燥，肝肾不足，皮肤失去荣养所致。常见于各种皮肤病患、疮疡类，以及某些系统性疾病。

临床中根据不同的皮肤损害及其疾病尚不能确定时，可暂以某种具体症状作为疾病原因待查，进行对症处理。

痘：水痘是一种传染性很强的疾病，为疱疹病毒所引起，以发热及成批出现周身性红色丘斑疹、水疱、脓疱、结痂为症状的疾病。其特点是：大小不一，各期皮疹同时存在，不结厚痂，痘痂脱落一般不留疤痕。

疮：疮疖是指肢体局部红、肿、热、痛，甚至化脓、溃烂成疡的病变。多为外感六淫邪毒，或感受特殊疫毒，或为饮食不节所致。其皮色如丹，边缘清楚，有红肿热痛的表现，继而顶端可出现脓头。可伴有身体发热、口渴、便干等全身症状。

斑：是指皮肤黏膜出现不高出皮肤、和周围皮肤颜色不相同的斑块或斑点的症状。引起皮肤斑的病种很多。多是皮肤中黑色素的增多或减少，或皮下毛细血管扩张，或皮肤脂肪内血管出血、渗血而形成的。它手摸不碍手，与皮肤平行，压之不褪色。可伴有鼻衄、齿衄、黑便、血尿、恶寒、发热、肝、脾肿大等症状与体征。

疹：是指皮肤上出现高出皮肤表面的红色或白色疹点的症状。疹点大小如粟，为较坚实的局部突起，摸之碍手，压之可褪色或不褪色，是风、湿、热、毒等邪蕴郁肌肤或热入营血、血络受损、邪毒外透所致。

二、闻诊

闻诊是通过听声音和嗅气味来诊察疾病的方法。听声包括听患儿的语言、哭声、呼吸、心音、呕吐、呃逆、嗳气、喷嚏、呵欠、肠鸣等各种响声。嗅味则包括患儿身上发出的异常气味、排出物的气味等。

听声音

听声音：声音的发出不仅仅是口鼻等器官直接作用的结果，它往往与五脏六腑的病理的改变存在着密切联系，因此根据声音的改变，可以推断脏腑虚实、盛衰的病理变化。

声音主要是指语言、哭声、呼吸、咳嗽、心音、胃肠音等。

语言和哭声的高低清浊。声音高亢有力，多属阳证、实证、热证；声音低微、懒言而沉静、声音断续、多属阴证、虚证、寒证。声音重浊，多为外感风寒、肺气不宣、鼻窍不通所致。

音哑失声：音哑是神志清楚而声音发出不能。失声则是神志昏迷而不能发声。音哑病轻，失声病重。新病音哑多属阳证、实证，即金实则不鸣。久病重病见嘶哑，则多属阴证、虚症，即金破也不鸣。久病重病突见嘶哑，是脏气将绝。

惊呼：患儿突发尖锐的叫声。阵发惊叫声多是惊吓。

喃喃自语：患儿喃喃自语，多属心气虚弱，神气不足。

呼吸：诊察患儿的呼吸快慢、粗细、清浊，以及有无啰音等。

喘：呼吸困难、张口抬肩、鼻翼翕动，常为心肺、白喉、急喉风等病导致。

哮：呼吸似喘而有哮鸣音为哮。喘不兼哮，但哮必先喘。哮多由外感、寒湿，过食醋、碱、甜、咸、过敏等原因诱发。

气短：呼吸短促而不接续。其表现是似喘而不抬肩。形瘦神疲、声低息微、气急而无痰声是体质虚弱而元气虚亏的虚证。呼吸粗声，胸腹胀闷，是痰饮、胃肠瘀阻的实证。

咳嗽：指肺气向上冲击喉间而发出的一种"咳"的声音。有声无痰谓之咳，有痰无声谓之嗽，有痰有声谓之咳嗽。多为六淫外邪袭肺、有害气体刺激、痰饮停肺、气阴亏虚等而致肺失清肃宣降，肺气上逆所致。除肺咳以咳嗽为主症外，几乎所有的肺系疾病均可见到咳嗽症状，他脏疾病亦可影响到肺而伴咳嗽。

临床上首先应分辨咳声和痰的色、量、质的变化，其次参考时间、病史，以及兼症，以鉴别病症的寒热、虚实性质。

咳嗽声重浊紧闷，多属实证，是寒痰、湿浊停聚于肺，肺失肃降所致。

咳嗽声轻清低微，多属虚症。多为久病肺气虚损，失于宣降所致。

咳声不扬，痰稠色黄，不易咳出，多属热证。多为热邪犯肺，肺津被灼所致。

咳有痰声，痰多而易咯，多属痰湿阻肺。

干咳无痰或少痰，多属燥邪犯肺或阴虚肺燥。

咳声短促，呈阵发性、痉挛性、连续不断，咳后有鸡鸣样回声，并反复发作，称为顿咳（即百日咳）。多为风邪与痰热博结所致。常见于小儿。

咳声如犬吠，伴有声音嘶哑、呼吸困难，是肺肾阴虚、疫毒攻喉所致。多见于白喉。

嗅气味

嗅气味：辨别与疾病相关的气味。疾病情况下，由于邪气侵扰，气血运行失常，脏腑功能失调，秽浊排除不利，腐浊之气由是而生，故出现体气、口气、分泌物的气味异常，嗅气味可以了解疾病的寒热虚实。一般气味酸腐臭秽者，多属实热；气味偏淡者，或微有腥臭者，多属虚寒。

病体散发的各种异味，在临床上除医者直接闻诊所得外，还可询问宝宝家长和陪护者所闻及而获得。

口腔中散发的各种异味，多与口腔不洁、龋齿、便秘或消化不良有关。酸臭则多属食积肠胃；臭秽多属胃热。

汗出腥膻是风湿热邪久蕴皮肤，津液受到蒸变所致。汗出腥臭可见于瘟疫或暑热火毒炽盛之证。腋下随汗散发阵阵臊臭气味者为狐臭病。

二便的闻诊除了注意了解其特殊的气味外，还应结合望诊综合判断分析。大便酸臭难闻者，多属肠有郁热；大便泻泄而腥者，多属脾胃虚寒；大便泄泻臭如败卵者，或夹有未消化食物者，矢气酸臭为伤食，是食积化腐而下趋的表现。

小便黄赤混浊，有臊臭味者，多属膀胱湿热。

三、问诊

幼科的问诊：通常是向宝宝的家长或陪诊人员进行有目的询问，以了解病情的方法。年龄较大的儿童也可以作为问诊对象，但其所诉是否可靠要加以分析。医者能否通过询问及时、准确、全面地获得有关患儿疾病的相关资料，与询问的方法有着密切关系。

一般情况：包括姓名、性别、年龄、民族、家长姓名、家庭住址、家长联系电话等。其中，对百日内的婴儿要问清天数，三岁以内的宝宝要问明月数。

个人史：包括生产史、喂养史、生长发育史、预防接种史。

生产史：生产史与婴儿疾病的诊断关系密切。要问胎次、产次、是否足月、顺产难产、出生情况、出生体重，以及母亲的孕期情况和家族中有无遗传病等情况。

喂养史：包括喂养的方法，添加辅食的情况，平时的饮食习惯，起病前有无进食不洁饮食或其他特殊饮食等。

生长发育史：包括小儿体格发育、智能发育等各方面的各项指标是否达标。

预防接种史：预防接种情况，有无传染病史等。

十问歌

一问寒热二问汗

三问哭闹四问便

五问饮食六问眠

七问现症八问药

九问接种十遗传

问寒热：主要问寒热的微甚进退，发作时间与持续时间。体温的高低使用体温表测量才最为准确。

小儿恶寒发热是表证，无汗发热是外感风寒；有汗发热是外感风热。寒热往来无定时者是少阳证，为半表半里；寒热往来定时者是疟疾。但寒不热为里寒热证；但热不寒为里热实证。发热持续不退为阳明实热；发热按时加重，状如潮汐，下午申时热势较高为阳明潮热，是阳明腑实证。若午后夜间低热，多为阴虚火旺，或瘀血积久，郁而化热。长期低热，少气自汗为气虚发热。时有低热，面白头晕者为血虚发热。小儿夏季长期发热兼有口渴、烦躁、多尿、无汗等症，秋季自愈，为气阴两虚。

问汗：首先问患儿家长及陪护人员，宝宝汗出与否，进一步问汗出时间、多少、部位及其主要兼症。

在疾病过程中，特别是外感病，汗的有无是判断病邪性质和卫阳盛衰的重要依据。

表证无汗者，多属风寒表证；里证无汗者，多为津血亏损，或阳气虚，无力化汗所致。表证汗出者，多属风热表证；里证汗出者，多见于里热证，是风热内传或寒热入里化热，或其他原因导致的里热炽盛，迫使津液外泄，汗出量多。亦可见于里虚证，肌表不固或阴虚内热，蒸津外泄，均表现汗出症状。

自汗是醒时汗出，活动时尤甚，多见于气虚阳虚，不能抒卫肌表，故见自汗。盗汗是睡则汗出，醒则汗止，多见于阴虚，因阴虚阳亢生内热，肌表不固，蒸津汗出。若气阴两虚，常自汗、盗汗并见。

哭闹：小儿话语不全，不能准确用语言来表述自己的病痛，只有靠哭闹来表达自身的不适。因此患儿啼哭不仅要听其声音，还需要问及啼哭的征象、啼哭次数、哭闹时间的长短、是否定时哭闹等。倘若无任何原因而经常哭闹，多为发育不良或气血两虚所致。应化验检查其微量元素，或维生素和钙是否缺失。平时正常而突然哭闹不停，尤以夜间更甚，多为外感初起的先兆。白天嗜睡，夜间哭闹不停，多为先天胎热或胎中受寒，或气血虚弱所致，常见于新生儿夜啼。若较大儿童出现此症，则多是惊吓或气血虚弱所致。

问二便：问大小便的数量、性状、颜色、气味及排便时的感觉。若大便溏薄不化，或先干后稀且次数增多，或食后欲便者，是脾虚运化失职；若便泻日久，形瘦脱肛，是中气下陷。若便时哭闹不安，是有腹痛。小便刺痛，点滴不尽或见尿血鲜红，或小便排除砂石者为淋症，是湿热结砂，灼伤血络。小便清长，夜间遗尿，量多、色清者为肾气不足，膀胱虚冷，称为尿床或夜尿。

问饮食：不思饮食，或饮食不多，兼面白神疲，为脾胃虚弱；若腹部胀满，纳食不下，或兼呕恶，为乳食积滞。

嗜食异物，多为疳证，虫证。大便溏稀，见有不消化食物，是为消化不良腹泻。口渴欲饮是津液耗伤；口渴不欲饮或饮而不多为湿热内蕴。

问眠：小儿睡眠总以安静为佳。年龄越小，睡眠时间越长。小儿白天如常，夜不能寐，哭闹不休或定时哭闹者为夜啼。睡眠不安，烦躁不宁属邪热内蕴、心经郁热；寐不安宁，多汗惊惕，常见于佝偻病，脾虚肝旺证。睡中龂齿，或因虫积，或因胃热上蒸而不宁；肛门瘙痒，多为蛲虫，或肛门湿疹。睡中露睛，多为久病脾虚；入夜心怀恐惧而难寐，多为心神失养或惊恐伤神；睡眠不宁、辗转反侧，喜伏卧者，多是气血失和；昏睡、嗜睡者，热病中多为邪入心包或者痰蒙心窍。

问现在症：询问宝宝家长或陪诊者来诊时患儿主要是哪里感到痛苦和不适。现在症是宝宝现阶段疾病病理变化的客观反映。但在临床中要根据宝宝的具体病情灵活而有主次地抓住主要症状去询问。更要问明宝宝的患病原因或诱因，最初的症状及性质、部位，本次来诊主要解决什么问题等。故而要仔细询问，不能作千篇一律的套问。询问中少用专业术语。

问药：包括发病时间，是突发还是缓慢发生，在什么医疗机构进行过诊断和治疗，做过哪些检查，用过什么药物，疗效如何，结果怎样，曾做过何样处理和详细治疗的经过，有无药物过敏史等。

问接种：询问预防接种情况，有无患过传染病或传染病接触史。是否生过水痘、麻疹、百日咳等。这些病一般常可获得终身免疫力，不会再患此病。

问遗传：问宝宝家族中，包括父母、兄弟姐妹的健康情况，与家族成员中是否有遗传性和血缘的密切关系。以作参考。

四、切诊

切诊是医者用手指对体表进行触摸、按压来诊断疾病的方法。切诊为四诊方法之一，包括脉诊和按诊两个部分。脉诊又称作切脉，是通过对脉象的体查以了解宝宝体内的疾病病变。按诊是用手指按压触摸宝宝的体表某一部位，了解其身体局部异常变化，从而推断病变的部位、性质、病情轻重等。

小儿寸口部位狭小，难区分寸关尺三部。再则小儿诊病时容易啼哭，惊则气乱，脉象失真，故难以诊察。

因此，三岁前儿童以观指纹为切诊。四岁以上儿童诊脉，也与成人诊脉不同，宝宝诊脉采用一指定三关的操作方法。其法是：医者用右手拇指或食指指端节指肚按于患儿掌后腕部高骨中线定为关，以指肚两侧滚转寻寸尺二部，小儿诊脉只诊沉浮、迟数、强弱、缓紧四个方面。

浮脉：浮如漂木，轻取即得，重按减而不空，举之有余，按之不足，位在浅表。

沉：沉为阴脉，轻取不应，重按始得，举之不足，按之有余，沉脉气沉，脉现部位深沉。

迟脉：脉来迟慢，一息不足四至，脉象特点为少于正常脉率。儿童脉率一息六至（每分钟 100 次左右）迟脉（每分钟 60 次左右）。

数脉：脉来急促，一息超于七至，脉象特点为脉率多于正常脉率。脉率每分钟多于 120 次。

强脉：脉血流增强，充实有力，着手即得，状若波涌。

弱脉：沉细无力而软，脉管血不充盈，指下感到无力推血运行，脉势软弱，似有若无。

缓脉：脉来和缓，一息四至，怠慢无力，驰纵不鼓。

紧脉：绷急弹指，紧如弓弦，脉象紧张有力而抗指。

浮沉知表里，迟数定寒热，缓紧测湿寒，欲知虚实归强弱。

浮紧表寒证；浮数表热证；浮缓太阳中风证。沉紧寒痛症；沉缓脾虚湿症；弦数肝阳上亢证。沉而无力为表虚；沉而有力为里实；滑数为痰热、湿热或食积；沉迟为里热。

附：西医的简易辅助诊断

一、测体温

玻璃水银体温计：取一水银体温计，首先检查体温计有无裂痕破损，再小心地将读数甩至35℃以下。将体温计的水银端轻稳放在患儿腋下最顶端并夹紧，检查一下水银端是否与皮肤紧密接触，中间是否隔着衣物。并告知宝宝家长或陪护人员：宝宝已测上体温，应注意安全。夹持十分钟后小心取出体温计，看清体温计读数并告知家长或陪护人员，存放好体温计。第一次测量一定夹持够10分钟（法定时间为5分钟）。体温计不会因为夹持时间长而记数提高，但会因为夹持时间短而记数不到，或测不准。

腋下正常体温为 36.8℃以下。37℃至 38℃为低热，38.1℃至 39℃为高热，40℃以上为超高热。如果宝宝高热，持续不退，是某些急性病的前期表现。应劝其家长去医院治疗，以免延误病情。

有时宝宝体温测量虽在正常范围，但宝宝自身觉得局部或全身发热，或别人手摸宝宝前额，体表灼热；或宝宝手足掌心及心胸五心烦热，面部潮红如妆等，有其中一项或兼数项者，皆可视为宝宝发热。

宝宝发热可合理处理，一日退热不得多于 2℃，退热快了也不一定是好事。有时退了还会再升，一般持续 5 天左右。

二、小儿听诊

小儿听诊：小儿会因听诊器接触身体而哭闹，不与听诊者配合，所以小儿听诊是儿科医生最棘手的问题，这就需要听诊者要耐心和细心。并且要正确地使用听诊器，听诊时听诊器要与宝宝的听诊部位密切接触，中间不要留有空隙。听诊器的胶管应尽量避免与其他物体碰撞与摩擦，以免产生杂音，影响听音的准确性。

听心音：正常的心脏跳动是有一个称作窦房结的高

级司令部，这个司令部指挥窦房结发出指令信号，这个信号刺激心脏，心脏就跳动；这个跳动的规律，就称作窦性心律。

心率：为心脏跳动的频率，是指心脏每分钟跳动的次数。

心律：为心脏跳动的规律，是指心脏跳动的节律，是心跳规律是否整齐的意思。

心率与心律的临床意义与脉率、脉律的异常基本是一致的。

心音：根据心音的特点，可以分辨出第一心音和第二心音。通过心音就可以计算出心率，也可以了解心跳的节律和心跳的强弱情况。

听心音的方法：

（一）解开患儿上衣，暴露出患儿前胸壁。

（二）观察并用手指触摸受试患儿的心尖搏动的大体位置。

（三）把听诊器耳窦放于医者耳内，把听诊器头放于患儿心尖跳动的地方，中间不要留有间隙。这时可以听到患儿的心跳声。

第一心音音调低，持续时间较第二心音长。第二心音音调高而持续时间较短。第二心音与第一心音之间间隔时间要比第一心音与第二心音之间间隔时间长。

心音听诊歌

第一心音低而长，心尖部位声最响，一、二之间间隔短，心脉搏动同时相。

新生儿心率每分钟 120 至 130 次，年龄每长两岁，心跳每分钟减 10 次，十四岁后与成人同。

体温每升高 1℃，心跳增加 10 次左右。

心律与呼吸有关，呼吸加快，心律跳动加快。呼吸频率渐慢，心跳也渐慢。小儿听诊心音的杂音、窦性心律不齐，是一种生理现象，不一定都是病。

三、听肺音

正常的肺音是微风音。类似于用嘴发出"夫夫"的声音，吸气时发出的声音长而调高，支气管呼吸音则类似于"哈"的声音，越靠近气管区域发出的声音越响亮。

我们听肺音主要是听肺杂音，主要听干性啰音和湿性啰音。

干性啰音是因气管狭窄或部分阻塞或痉挛，空气的吸入或呼出，因气流形成湍流而产生的声音。其音调高，即声尖锐，其声如笛声。呼气吸气均能听到这种声音，但呼气时这种笛音更清楚。干性啰音多是由支气管哮喘、喘息性支气管炎、慢性气管炎、心源性肺水肿等病所致。

湿性啰音，又叫作水泡音。是呼吸时气流通过含有稀薄分泌物的气管或者支气管时，气管内分泌物形成水泡，水泡又迅速爆破而产生的水泡破裂声。其声音强而音调低，它多是由支气管扩张、肺结核、支气管肺炎、慢性支气管炎、肺间质纤维化、支气管炎、肺炎、肺淤血、肺水肿所致。

四、听肠鸣音

听肠鸣音最好取仰卧位，让患儿放松。听诊器头放在脐部听得最为清楚。肠鸣音是一种空气通过水声的沸泡音。正常情况声音低而缓慢。

一般每分钟四至五次，若每分钟超过十次就称为肠鸣繁。若五分钟才能听到一次就称为肠鸣稀。听不到声音就叫肠鸣无。

肠鸣繁多为风寒湿邪致胃肠气机紊乱，而出现腹胀腹满，大便泻泄。

肠鸣稀多为实热内蕴，致肠道传导功能障碍，出现肠结便秘等现象。

肠鸣无是肠道不通之重症。如肠痹、肠结、肠梗阻等证。

五、如何看宝宝的血常规化验单

血常规化验单中的白细胞总数和白细胞分类细胞比率是临床医师诊断和处理疾病的重要参考资料。尤其是在宝宝发热、传染性疾病的诊治中，血常规检查是区别细菌感染还是病毒感染，以及判断感染的严重程度的必不可少的手段。同时也是血液病或某些慢性病是否合并细菌性感染的重要参考资料。细菌性感染常表现为白细胞计数（总数）和中粒性细胞的绝对值或百分数升高。而病毒性感染通常是白细胞计数正常或者减少，而分类细胞中的淋巴细胞比例增高。一些血液病白细胞总数或者过高或者过低。

当然，以上的病情判断还需要视患儿的具体情况具体进行分析。

要熟记中文名称、英文缩写、符号、临床意义。

白细胞计数（总数）22.0（WBC）↑各种细菌感染，

尤其是化脓菌的感染。某些病毒和寄生虫的感染。白血病、骨髓纤维化、恶性肿瘤、尿毒症等。其中慢性粒细胞增多症的白细胞增多症最显著。

↓病毒性感染，某些革兰氏阴性杆菌和寄生虫感染。脾功能亢进、血液病。各种化学因素、药物及 X 放射线和放射物质可引起的白细胞减少。

生理性增多：新生儿、月经期、妊娠。

白细胞分类计数（DC）：共分五类。

（一）中粒性细胞（NEUTP）↑各种化脓性细胞感染、败血病、白喉、烧伤后、大手术后、急性大出血、溶血、组织坏死、急性中毒、慢性粒细胞白血病等。

↓某些病毒感染，某些革兰氏阴性菌感染（伤寒、副伤寒、结核病），某些原虫感染、某些血液病（再生障碍性贫血、急性粒细胞缺乏症），自身免疫性疾病，脾功能亢进等。

（二）淋巴细胞（LYMPHP）↑病毒感染。百日咳、结核病、传染性单核细胞增多症。传染性淋巴细胞增多症、传染病恢复期、再生障碍性贫血。

↓放射病，细胞免疫缺陷。

（三）嗜酸粒细胞（EIP）↑哮喘、荨麻疹等。过敏性疾病、寄生虫病、湿疹、银屑病、皮肤病、肺浸润嗜酸粒细胞增多症，某些血液病，家族性嗜酸粒细胞增多症。某些内分泌疾病、脑垂体、前叶功能减退、肾上腺皮质素功能减退等。急性传染病开始恢复时。

↓较严重疾病进行期，如伤寒、副伤寒、急性心肌梗死。肾上腺皮质功能亢进或应用肾上腺皮质激素治疗时，严重烧伤及大手术后。

（四）嗜碱粒细胞（NEUTP）↑遇见某些慢性粒细胞性白血病、嗜碱性粒细胞白血病、恶性贫血、慢性溶血性贫血、红细胞增多症、脾切除后，抗血清治疗、狂犬疫苗注射等。

（五）单核细胞（MONOP）↑某些感染，如急性细菌性心内膜炎、伤寒、副伤寒、里热病、严重的浸润型或粟粒性结核病，某些血液病，如单核细胞血液病、霍奇金病、许多急性传染病的恢复期。

↓单核细胞减少一般无临床意义。

红细胞计数（RBC）↑真性红细胞增多症、严重脱水、严重烧伤、肺源性心脏病、先天性心脏病、登山病。慢性一氧化碳中毒等。

生理性增多、新生儿。

↓各种贫血、白血病、术后或者其他原因引起的大出血。

血红蛋白测定（HGB）↑血红蛋白的增减临床意义基本与红细胞增减意义相同。由于某些贫血红细胞、血红蛋白的含量不同，故血红蛋白与红细胞增减不成平行关系。血红蛋白能更好地反映贫血程度。

血小板（PGT）↓原发性血小板减少性紫癜。全身性红斑狼疮、弥漫性血管内凝血，某些药物中毒或过敏。应用某些抗癌药物后，再生障碍性贫血、阵发性睡眠性血红蛋白尿、各种急性白血病、骨髓转移癌、脾功能亢进、巨幼细胞性贫血，某些感染，如伤寒、副伤寒、黑热病、粟粒性结核病和败血症、血栓性血小板减少性紫癜。

↑血小板增多症、脾摘除、骨折、出血后手术后，慢性粒细胞白血病、真性红细胞增多。

关于见症治症，随症施治的观点

中医幼科所称的症状简称为症，是指机体发生疾病所引起的宝宝主观感受的痛苦和不适的异常感觉，或者是医者通过客观检查，可以认知的宝宝的体征表现。总之，疾病在临床中所表现的各种病理现象都可以叫作症。

疾病所表现的症状很多。同一种病可出现不同的症状。不同的疾病也可能出现同一种病状。因此症状不仅是诊断疾病和辩证疾病的重要依据，同时还是病变中诊疗的关键，并且是对并发症等病情加以处理的基础。因此对症治疗也是临床中治疗疾病的一种方法。

任何疾病都具备一定的症状，引用西医的诊疗知识，作为辅助诊断，运用中医传统的基本理论为基础。从医者所占有的资料出发，对宝宝的症状进行科学分析，以症为纲，紧紧地抓住病情的主要症状表现，从众多不同的症状中针对主要症状，进行针对性的处理。从中医的理、法、方、药入手，以逐个消除疾病的症状来达到治疗疾病的目的，这就是仁寿堂中医幼科疾病外治法的随症施治的观点。

幼科外治秘要

中医幼科疾病治法多矣。吾曾留意各家外治诸法，录而存之。在临床中取其确有效验者，去伪存真，炼其精华，秘录之，成为一册后人手头使用的幼科疾病外治的实用工具书。

幼科疾病外治秘要包括幼科推拿术、紫砂艾灸壶腧穴灸疗、隔药灸药贴、幼科外用药剂。

一、幼科推拿术

幼科推拿手法歌

幼儿推拿八手法，推揉按摇运拍掐，轻巧便捷捏提拿，灵活用腕效最佳。

歌意：幼儿推拿的手法总共就这八种基本手法，有些门派或书籍把幼儿推拿手法复杂化，从一种手法中分出几种手法，其实只是改了改名称，其手法基本相同，除了使学员难懂难记之外，实在没有临床实际意义。如捋、擦等是推的变异，摩是运的变异，点是按的意思，捣是拍的变异，等等。

歌中"轻"是指幼儿皮肤娇嫩，故要求力度要轻。施术者力度轻柔深透，适达病所而止，不可竭力攻伐。但是，轻不是没有力度，而是要做到轻而不浮、重而不滞。

"巧"是指要求施术者动作要灵巧，做到不刻板、不拘泥。

"便"是指施术者不泥古、不死书，随症施治效果为佳。

"捷"是指施术者的频率，动作频率的快慢是治疗效果的关键，并且手法要有节奏感。

幼儿推拿是一种物理疗法，是依据施术者的各种手法作用于患儿体表，引起宝宝一系列生理、病理变化而达到调理患儿的各种症状来实现宝宝的健康恢复，因此，熟练地运用正确的手法，对于调理的效果有直接影响。所以一旦临症，则机触于外、巧生于内、手随心转、法以手出，要熟练掌握各种手法，能够在临床中灵活运用，就必须掌握手法用力的技巧关键，幼科推拿手法用力关键主要表现在用腕上。只有灵活用腕才能熟中生巧，乃至得心应手，才能出现最佳效果。

幼科推拿八手法

（一）推：施术者以手指掌纹面或手掌掌面，或者用拇食指之间的虎口，着力于患儿体表某部位，进行单方向直线或弧线推动的手法，皆称推法。

动作要领：推法是施术者表皮与患儿肌肤的接触，不带动患儿皮下深层肌肉组织，动作要有节律，要力轻、均匀、柔和、始终如一。频率每分钟在二十至三百次。

推法为幼儿推拿手法中最基本的手法，故在推拿手法中被列为第一位。推法分直、分、旋、合四种手法。

直推法：以手指或掌的侧或正掌纹面在患儿体表两穴之间，用腕发力，带动接触面做单向直线或弧线运动。

分推法：以拇指掌纹面或双手掌面，稍加用力附着患儿需推部位，从双手结合部分向两侧，用腕部、前臂发力做直线或弧线运动。

旋推法：以拇指掌纹面着力于患儿某个穴位上，用碗部发力带动拇指做顺时针或逆时针旋转运动。

合推法：合推是相对分推而言的，是双拇指掌纹面或双手掌掌纹面稍加用力附着于患儿对称需推处肌肤，自两边向中间做直线或弧线运动。

（二）揉：施术者以手指掌纹面或以手掌掌纹面局部或全掌或以肘尖为着力点，按定在患儿治疗局部或腧穴上稍加压力做轻柔、缓和的顺时针或逆时针的环旋运动，称作揉法。

动作要领：揉法施术者接触患儿，其肌肤不离肌肤，肌肤间不产生摩擦。旋转并带动该皮下深层肌肉组织一起运动，揉动要有节律，用力应均匀柔和，频率每分钟六十至二百次。

揉法分为指柔、掌揉、肘揉三种。

指柔法：以手指指端螺纹面，着力于患儿腧穴或局部上做轻柔和缓的按压，并顺时针、逆时针环旋运动。可分为单指揉、双指柔、多指揉。单指多用于腧穴，指揉多用于局部。

掌揉法：以手掌掌面或大鱼际、小鱼际、掌根其中的一处着力于患儿所需局部，不离肌肤稍加用力按揉，做单向环旋运动。

肘揉法：以前臂近肘部着力按压于患处，带动皮下组织做环形或上下、左右揉动。所有揉法应沉稳操作，频率不宜过快。

（三）按：施术者以手指指端掌纹面或手掌掌面或

掌面的局部，着力于患儿腧穴或局部的作用点上做下压或缓力按压的起伏运动，叫作按。

动作要领：垂直皮肤平面，逐渐用力向下按压，做一压一放的重复动作，以指掌代针，放松肌肉，解痉止痛。按压要有节律，关节背曲，紧贴着力点，不要移动，压下停留片刻，切忌暴力，以免造成患儿伤害。频率每分钟五十至一百次。

按法分为直按、点按和揉按三种手法。

直按法：以单指或多指的掌纹面或单掌、双掌掌根，做垂直向下压力，停留片刻即做起放运动。

点按法：以手指指端在患儿腧穴上做上述运动，点按要有一定的频率。

揉按法：以手指掌纹面或手掌面或掌根在患儿腧穴或局部，在上述运动下压和起放间做环旋运动。

（四）摇：施术者用单手或双手同摇或分摇患儿关节近端及远端，使患儿肢体做环形或直线、弧线、摆动或抖动的动作，称为摇法。

动作要领：摇法常作为推拿治疗方案最后的手法，施术者两手要协调，用力宜轻不宜重、宜缓不宜急，要逐渐加力。摆动或颤抖的幅度、方向、频率要在生理功能允许之内进行，被摇动的肢体关节要放松。摇患儿头部一定要注意方向和力度，勿伤到患儿颈部。频率每分钟六十至三百次。

摇法分为：环摆摇、颤抖摇两种。

环摆摇为施术者一手握住患儿关节近端，另一只手固定关节远端，以握关节近端的手进行环形或上下或左右方向运动，带动患儿肢体做摇摆运动。

颤抖摇是施术者以手握或手指捏住患儿肢体的关节，近端用腕力颤动或抖动带动患儿肢体运动。

（五）运：施术者以手指指端掌纹面或以手掌掌面着力于患儿腧穴或局部，由此经彼做直线或弧线或环形推动，谓之运法。

动作要领：运即行之，施术者施术部位紧贴患儿皮肤做环桡摩擦运动，力要轻巧，不宜重急。频率为每分钟八十至一百二十次。

运法分为：指运、掌运两种。

指运法以单指或多指指端螺纹面紧贴患儿所运穴位，由此运及彼做弧形或环形连续运动。

掌运法：以手掌面或大小鱼际及掌根附着患儿局部，以腕关节为中心，连同前臂做有节律的环旋运动。

（六）拍：施术者以手指或虚掌掌面在患儿体表做拍打，从此到彼做直线运动，称作拍法。

动作要领：用腕发力、关节灵活，以腕带指或虚掌，用力平稳，有节奏、有弹性地自然拍打，患儿局部应有轻微震动感。频率每分钟二十至二百次。

拍法分为指拍法、掌拍法，动作一样，只是施术者对患儿的用力点不一样，一个是用指、一个是用掌。

（七）掐：施术者用指甲按压患儿腧穴或体表，掐是以指代针，掐是垂直用力，术后患儿被掐皮肤必留有掐印，掐后可继续揉之，以缓解掐之痛。

动作要领：不宜反复长时间运用，中病即止。不用指甲也可以用器械代之，一般掐三至五遍。

（八）捏：施术者以拇指食指掌纹面对合或拇指掌纹面和其余四指掌纹面对合，着力于患儿施治部位，反复捏提拿；二指为捏、五指为拿，实为一样动作，捏拿住肌肤必提，不提不会有捏拿的效果，故捏提拿为一手法。

动作要领：以单手或双手拇指和食指捏起皮肤或用拇指和余四指捏起患儿皮肤，翻提皮肉，交替不断前移，如捏脊。应自尾椎捏提至大椎为一遍，应双手交替使用，不可间断，直线前进不得歪斜，捏拿应用指面着力，但不能指端挤掐更不能拧转使患儿局部发生痛感。一般捏三至五遍。

幼科推拿复式操作法

在幼儿推拿具体操作中，许多门派或诸多著作中都说出自己的某些操作，有些同名异法，有些同法异名，更有些虽操作基本相似而名称各异。因此仁寿堂将幼儿推拿疗法中的部分操作方法，归纳成既有一定操作程序又有特定名称。而这些方法往往用一种或几种基本手法联合，在某一个腧穴或几个穴位上进行，所以我们称之为复式操作。

复式操作二十五式名称歌

三凤四龙三河水，两虎只猴揉龟尾；

双蜂二运飞开月，按耳老汉总收回。

一、三凤：丹凤摆尾、双凤展翅、赤凤摇头

二、四龙：双龙摆尾、二龙戏珠、乌龙摆尾、苍龙摆尾

三、三河水：打马过天河、清天河水、取天河水

四、两虎：龙入虎口、天门入虎口

五、只猴：猿猴摘桃

六、揉龟尾：揉脐及龟尾推七节骨

七、双蜂：黄蜂入洞、黄蜂出洞

八、二运：运土入水、运水入土

九、飞：飞经走气

十、开：开璇玑

十一、月：水底捞月

十二、按：按弦搓摩

十三、耳：揉耳摇头

十四、老汉：老汉扳缯

十五、总收回：总收法

推拿复式操作

丹凤摆尾：施术者用左手拇指、食指相对挤捏患儿手内、外劳宫双穴，同时施术者的右手以拇指辅以食指，用拇指甲掐患儿中指心经的中冲穴，做五至三十次后，再用拇、食指捏住中指做环摇动作二十至五十次。

动作要领：掐法、摇法联合应用。

此法性凉，有益生血，主治惊吓。

双凤展翅：施术者用双手食指、中指夹住患儿双耳，往上提数次后，再用拇指顺次按、掐承浆、听会、太阳、印堂、人中、颊车诸穴。

每穴掐三至五次，提耳三至五次。

动作要领：本法有提、掐、按、揉、推等手法，操作要有序。

此法性温，有温通肺经，主治外感、咳嗽。

赤凤摇头：施术者左手握患儿肘部，用拇食指分别按患儿曲池、少海穴，使患儿手心朝上。右手拇、食、中三指依次拿住患儿五指做顺时针画圆或做上下摇摆，如赤凤点头状，摇摆二十至五十次。

施术者双手托持患儿头部两侧，轻轻左右来回摇摆三十次。

动作要领：参照摇法，两种手法为两种不同手法，部位差别也大，施术应按顺序严格按程序操作，术中用力应特别注意。

此法性温，通关顺气、补气生血，主治喘息。

双龙摆尾：施术者左手掌心托患儿肘部并用五指握持，用右手拇、食指捏住患儿食指、小指上下扯摇二十至三十次。

施术者左手捏住患儿食指，右手捏住患儿小指上下摆动二十至三十次。

施术者左手按屈患儿中指、无名指。右手依次摇扯食指、小指二十至三十次。

动作要领：参照摇法，三种手法可做其中一、二种，也可三种依次轮流操作，手法要有扯力，摇摆要有规律，上下左右摇摆。

此法开关通结，主治大、小便秘结。

二龙戏珠：施术者先用左手捏拿患儿腕部阴阳池二穴，然后由此沿前臂按、捏至曲池、少海二穴。捏住肘部，再用右手拿住患儿中、无名两指指端做摆动运动。

施术者双手拇、食指捻揉患儿两耳耳轮及耳垂并揉提双耳轮。

施术者用中、食指轻揉两侧鼻翼及鼻孔。

施术者用双手拇指以余指做拿托支撑，使患儿掌心向上，拇指掌纹面在患儿前臂正中交替向前按、揉，自腕纹总筋到肘横纹为止。

动作要领：参照摇、按、捏三法，可做其中一、二手法，也可四法联用。但一定要有序，先轻后重。

此法性温，镇惊止抽，调气和血；主治寒热来往、高热、脾胃不和、泻痢呕吐。

乌龙摆尾：施术者用左手虎口将患儿肘部握住，右手用拇、食指捏住患儿小指，使其摇摆如狗尾巴摇摆状二十次。

动作要领:主要作用患儿指关节及腕关节,参照摇法。

此法能开闭结,通二便,主治便秘。

苍龙摆尾:施术者用右手拇、食指捏握患儿食、中、无名三指,使患儿掌心朝上,左手以拇指为主,以四指对侧用力,以患儿前臂腕纹总筋起,沿前臂中线(天河水)至肘部横纹来回搓揉摩四遍。再用左手拇指掐、揉肘横纹中点;同时,右手摇摆患儿食、中、无名指做环形运动二十至五十次,也可用拇、食指搓揉患儿小指至五遍。

动作要领:主要作用于患儿肘关节,参照摇、掐、按、揉各法。

此法性凉,退热开胸、通便;主治发热、咳嗽、大便秘结。

打马过天河:使患儿坐位或仰卧位,施术者坐其身前,一手握患儿四指,使其掌心向上,用另一只手运患儿内劳宫,十至二十次后,施术者用此手的食、中指或中、无名指或三指联用,由腕横纹总筋沿天河水(前臂中线)拍打到肘横纹中点(洪池),拍打二十至三十次为一遍;每次前先掐总筋一遍,每二十次掐肩井、琵琶、走马三穴五遍。

动作要领：先运内劳宫再做拍打，然后掐三穴；拍打要有秩序、有节律、有弹性，用力要适宜、速度要均匀，拍点之间不要太稀疏，必要时施术者可手指蘸水或蘸抹抹爽操作。

此法性凉，清热通络、行气活血；主治高热、烦躁、呕吐、痢疾。

清天河水：施术者令患儿取坐位或仰卧位，坐患儿身前。用一只手的拇、食指捏住患儿四指，将其掌心朝上，用凉水或抹抹爽滴入患儿掌心；用另一只手的中指、食指掌纹面蘸掌心液体，从腕横纹中间起（总筋），沿前臂中线（天河水）拍打至肘横纹中间止（洪池），一面拍打一面用嘴吹气跟随，随拍随吹，二十至三十遍。施术者再用二指蘸液，推此线二十至三十次，推至潮红为度。

动作要领：要注意施术方向和力度节奏，局部潮红才有效果。

此法性凉，清心火；主治清火、退热。

取天河水：操作方法与清天河水相同但方向相反，取天河水注重于推，清天河水注重于拍。

动作要领：同清天河水，主治与清天河水相同。均以水济火，取清凉、退热之义。

龙入虎口：宝宝坐家长怀中以抱仰卧位，施术者左手拇、食指托住患儿掌背，使患儿掌心朝上，右手插入患儿虎口，用拇指纹面着力，在板门穴处推运五十至五百次。

动作要领：先顺时针再逆时针旋推，参照推、揉、运各法。

此法性凉，清胃热、退烧；主治发热、吐泻。

天门入虎口：施术者令患儿取坐位或仰卧位坐其身前。用一手捏持患儿四指，使其掌心向上；另一只手拇指掌纹面的桡侧着力蘸葱、姜汁或抹抹爽、退热油膏，自患儿食指桡侧（命关）沿赤白肉际直推向虎口处，推十次，用拇指指甲掐合谷穴五遍为一次，每次施术后指甲掐手天门、合谷、总筋一遍后，轻摇肘关节二十次为施术一遍完成，可施术五遍。

动作要领：因其操作换位较大，应按顺序有条不紊地操作，动作应轻缓透达。

此法性温，顺气和血、健脾消食；主治脾胃虚弱、腹胀、腹泻、积食等症。

猿猴摘桃：施术者令患儿取其坐位，用双手拇、食二指同时捏扯患儿腕部背侧，横纹上皮（尺桡骨小头处）捏提二十次。施术者用拇、食二指捏提三关、六腑。要上三关、下六腑。每遍各掐心肝脾三指指端一下后各摇三指，每指摇二十四次为一遍，施术五遍。施术者每遍都用双手牵患儿双手中、食、无名三指扯抖，如猿猴摘果状。最后施术者用双手拇、食二指捏提患儿双耳尖、耳垂各二十至五十次。

动作要领：此法较复杂，应按顺序有条不紊、按部就班、逐条慎做、用力轻巧，耳尖上提、耳垂下扯，状如猿猴摘桃。以上诸法应注重症状所需而有所偏重，前法侧重消食化积，后法侧重清热、平衡阴阳。

此法性温，消食化积、平衡阴阳；主治食积、寒疾、惊悸、寒热往来、疮疾等症。

揉脐龟尾推七节骨：施术者令患儿取仰卧位，中、食指交叠，用中指指末端指肚揉患儿脐部五十次。再令患儿翻身取俯卧位，用食、中、无名三指揉患儿龟尾处五分钟。施术者用食、中、无名三指自四腰椎推向尾骨五十至一百次，再自尾骨推向腰椎五十至一百次。

动作要领：参照揉法、推法，有揉尾椎为托推法；

令患儿仰卧，术者手指向上托揉，其效同。有腰椎至尾椎为泻、尾推至腰椎为补之说，笔者认为先泻后补，一补一泻效果无异。

此法为补泻，主治通便止泻、调节大肠、水泻脱肛、便秘、痢疾等。

黄蜂入洞：施术者一手扶患儿头部，另一只手以中、食二指指端在患儿两鼻孔下缘揉动。

动作要领：此法虽操作简便，但为取汗奇法，动作应均匀轻柔。中、食二指如一对黄蜂飞入洞中，参照揉法。

此法性热，主治风寒发热、发汗解表、宣肺通窍、各种鼻炎。

黄蜂出洞：施术者令患儿取坐位，坐其身前，用一手拿握患儿四指使其掌心向上，用另一只手的拇指指甲掐患儿劳宫、总筋三至五遍；再分阴阳十至二十次，然后用双手拇食双指捏提腕横纹皮肤（总筋），边捏提边向两边推移十遍至内关，后掐八卦内坎、离两宫十次。依次掐心经、劳宫五遍；推三关、退六腑、用双拇指推总筋至三关，掐离、坎宫五遍。

动作要领：此法较繁，应有秩序、顺序操作，勿乱步骤。

此法性热，发汗解表、清热凉血；主治高热无汗、大便干结。

运土入水：施术者用此法自患儿拇指脾经穴起，沿赤白肉际（即掌根部尺侧部至小指肾经穴），经板门、小天心、小鱼际到小指掌侧运至小指末节，称为运土入水，因脾属土、肾属水，故称运土入水。

动作要领：参照运法，以五十次至一百次为宜。加以补脾经效果更佳。

此法润燥通滞、止泻消胀、清热利尿。主治便秘、泄泻。

运水入土：此法与运土入水操作一致，只是方向相反。

动作要领：若二运同时操作方法更佳，五十至一百次为宜。

此法健脾助运、润燥通便。主治胃火太盛、胃阴不足，如多汗、烦渴、口舌糜烂、花剥舌、睡眠不佳或久泻、脱肛、少气形瘦等。

飞经走气：施术者用右手握患儿左手食、中环小四指，使患儿掌纹面向上，从患儿曲池拍打至腕中总筋反复九遍，然后用左手握患儿阴阳二池不动。右手屈伸患儿四指，并逐指左右摆动，每指五遍，或四指齐摆五遍。

施术者以拇指在上，四指在下捏拿患儿前臂从总筋至洪池，也可拇指与四指捏拿天河水，一步一步地由总筋至洪池反复九遍。拇指推心经五遍，揉食指气关五遍。施术者运五经，然后施术者从患儿背后，自腋下运用双掌掌心运至双乳下，来回推运三遍。

动作要领：操作虽不复杂但移位太大，基本以拍、摇、推、揉、捏、运等，手法多样；应仔细领会手法用意来用力，有章有序进行。

此法性温，行气通窍、利肺化痰；主治咳嗽痰多、痰鸣、喘息、气逆胸闷等症。

开璇玑：施术者令患儿取仰卧位，双手拇指蘸葱、姜温热汁或蘸抹抹爽或退热油膏，由璇玑穴开始顺筋间向两侧分推，逐渐推至脐；再用单手四指或掌心顺时针运、揉腹部至脐下小腹。环旋力稳，宜按、运适中，反复多遍。

动作要领：此法开胸理气、健脾和胃，手法虽简但灵活运用较难，上焦之症璇玑至膻中多推，中焦之症中脘多揉多运，下焦之症推、揉并用，用心多多体会操作推、运、揉法。

此法主治咳嗽、哮喘、痰鸣、胸闷、身热流汗、流涕、鼻塞、呕吐、呃逆、胀满、腹痛、腹泻、便秘、遗尿及一切急症。

水底捞月：施术者令患儿取坐位坐其身前，用左手拇指与其余四指固定患儿四指，使其掌心朝上。右手中指、无名指之间叉夹患儿腕部，掌心滴凉水或抹抹爽几滴；用右手拇指掌纹面贴患儿掌心做旋推、运法，每推、运一圈用口吹掌心一次，拇指上挑一次如捞月状，可做顺时针旋转也可逆时针旋转。五十至一百次为宜。

动作要领：旋推要稳、挑指要快，若先取天河水再捞月主发汗退烧。水底捞月最为良，止热清心此最强，先取天河水至宫，止咳化痰效无双。掐总筋、清天河水后五指皆跪，先中指后四指状如捞月，自总筋按到曲池，此法效佳。

此法大凉，清心退热、化痰、泻火；主治高热不退、潮热痰多、便秘等症。

按弦搓摩：施术者令宝宝坐位或家长抱宝宝于怀中，施术者站于患儿身后，双手掌面着力，自上而下推、运肚角、从乳头部至脐下，大点孩子应让其双手叉指按至头顶，用力要均匀，五十至一百次。

施术者一手握患儿四指使其手心向上，另一只手用拇、食二指揉、运推自列缺，施术到曲池（三关），又自少海沿六腑推、揉、运至养老，如此反复五遍。用拇指指甲并食指为辅掐患儿指腹，边掐边摇，另一只手持握患儿肘部，掐一遍摇二十次。施术者再运内八卦十遍，推患儿食指、拇侧赤白肉际、风气命三关十次，然后轻轻摇摆此只手臂二十次。

动作要领：运肚角自上而下，不得反方向，推运三关、六腑时应上三关、下六腑。注意方向，推运食指应自虎口至指端，此术方向性极强，应加注意。用力均匀渗透，动作较复杂，要有序进行。

此法性平，顺气化痰；主治咳嗽、哮喘、胸闷、腹胀。

揉耳摇头：施术者令患儿取坐位，位于身后；以双手拇、食指掌纹面着力，分别推、揉患儿两耳垂，继而双手捧患儿头部左右摇摆。揉耳垂三十次，摇患儿头二十次为一遍，做三遍。

动作要领：揉耳垂频率要快，摇摆头频率应缓而稳、操作要对称。力要均匀，可配合运内八卦和推捏指三关二十至五十次。

此法开关镇惊、调活气血、顺气化痰；主治惊吓诸症。

注：先掐按头部诸穴再做此手法疗效增加。

老汉板缯：施术者令患儿取坐位或仰卧位坐其身前，用左手拇指掐住患儿拇指根处（板门穴），右手掐捏患儿脾经（拇指指腹）并摇动拇指二十次。

动作要领：此法操作虽简单，但功效甚佳，应用心做。

此法健脾消食；主治食积、痞块、纳呆、食欲不振。

总收法：施术者以左手食指按住患儿肩井穴，另一只手以拇、中食三指拿住患儿食指、无名二指，用中指顶屈患儿中指牵拉患儿上肢，使其伸直。环桡牵拉摆动患儿上肢三十次。

动作要领：本法通一身之气，常作为操作完毕之结束收法。此法提神通络、调理气血，诸症皆宜。

幼科推拿特定穴

幼儿推拿穴位是由经穴、经外奇穴、特定穴位、经验穴和阿是穴等组成。关于经穴、经外奇穴的书籍很多，一时半会我们也学不过来，有些经验穴未得到公认；阿是穴则是以痛点为穴，没有固定的位置。我们重点讲述一下幼儿推拿特定穴。由于特点穴的特点，它在身体表面不像经穴那样具有一定的经络经脉路线，也不像腧穴一样具有一个点。它不仅仅在体表具有点，还有某点至某点的直线或弧线，更有面状局部等特点，其分布特点也是以头面、上肢、双手、腹背为多，腰背及下肢则较少，也不像十四经脉经络腧穴那样成为一个理论体系，甚至与脏腑经络差距很大。

幼科头面颈部十六穴歌

百会印堂分坎宫，太阳山根下人中；

耳门高骨天柱骨，准头迎香至桥弓；

风池颊车承浆穴，最常用穴是天庭。

百会、印堂、坎宫、太阳、山根、人中、耳门、高骨、天柱骨、准头、迎香、桥弓、风池、颊车、承浆、天庭（也称攒竹）。

幼科胸腹背二十穴歌

天突中脘中膻中，天枢丹田上脐坑；

乳旁乳根肚角腹，大椎风门双肩井；

肺俞脾俞七节骨，肾俞腰俞龟尾顶；

前后身板二十穴，最后脊柱在当中。

天突、中脘、膻中、天枢、丹田、脐（神阙）乳旁、乳根、肚角、腹、大椎、风门、肩井、肺俞、脾俞、七节骨、肾俞、腰俞、龟尾、脊柱。

幼科上肢四十三穴歌

脾肝心肺五指中，大肠小肠加肾经；

三关六腑天河水，少商天心内劳宫；

四横板门二扇门，二马合谷外劳宫；

掌小横纹找胃经，十宣曲池一窝风；

大小横纹肾纹顶，青筋白筋有老龙；

总筋洪池中端正，内外八卦真威灵；

指节甘载加精宁，螺蛳骨加指五经；

腕背寻找膊阳池，四十三穴全说清。

脾经、肝经、心经、肺经、肾经、大肠、小肠、胃经、四横纹、板门、二扇门、二马、合谷、内劳宫、外劳宫、掌小横纹、十宣、曲池、一窝风、内八卦、外八卦、小天心、少商、天河水、三关、六腑、肾顶、肾纹、大横纹、小横纹、青筋、白筋、总筋、老龙、洪池、端正、五指节、威灵、精宁、甘载、螺蛳骨、膊阳池、五经（五指端）即脾肝心肺肾五经之总。

幼科下肢十二穴歌

三里膝眼上百虫，涌泉仆参上丰隆；

箕门昆仑三阴交，前后承山后委中。

足三里、膝眼、百虫、涌泉、仆参、丰隆、箕门、昆仑、三阴交、前承山、后承山、委中。

幼科推拿穴位功效分类

解表类：掐膊阳池、掐风池、掐揉二扇门（先掐外劳宫、心经，再掐此穴）、推三关、清天河水、黄蜂出

69

洞、拿肩井（双）。

清热类：清五经（也可主清本脏之实热）、清大肠、清小肠、清胃经、清天河水、退六腑、掐小天心、掐揉内劳宫、水底捞月、分阴阳、推脊、捏脊、苍龙摆尾、龙入虎口、掐十宣、揉涌泉。

泻下类：掐揉膊阳池、推揉运腹、推下七节骨、双龙摆尾、揉天枢（注：久泻者不得掐揉膊阳池）。

消食类：分推腹阴阳、分推手阴阳、运内八卦、揉板门、推四横纹、揉脾俞、老汉板缯。

止呕降逆：分推腹阴阳、推天柱骨、逆运内八卦、指纹推向板门、揉运肋胁、揉端正。

止泻类：推补大肠、运水入土、运土入水、揉龟尾、推上七节骨、板门推向近横纹、揉肾俞、推三关、拿捏肚角。

利尿类：推箕门、揉丹田（二法齐用）、清小肠、揉小天心、掐承浆、揉膊阳池、掐揉后溪、捏拿膀胱。

止咳化痰类：推揉膻中、揉乳根、运内外八卦（二法齐用）、按揉天突、揉肺俞、揉迎香、揉大椎、揉风门。

镇惊安神类：掐山根、开天门、揉高骨、推囟门（齐做）、按揉百会、按拍小天心、揉总筋、掐揉五指节、猿猴摘果、凤凰展翅、揉耳摇头。

熄风止痉类：掐承浆、掐拿百会、按膝眼、拿捏委中、掐揉前承山、掐揉合谷、按揉颊车、掐解溪、掐精宁。

开窍类：掐捏印堂、掐人中、掐山根、掐老龙、掐威灵、掐仆参。

补益类：补五经（也可单补本脏主穴）、补大肠、补小肠、揉二马、丹田（齐用）捏脊、推揉运腹、揉中脘、推三关、揉肾顶、按揉三阴交、揉一窝风、掐揉外劳宫、揉丹田。

幼科推拿常用联手推拿

天门天柱通山洞，五经八卦一窝风。

三关六腑天河水，胸腹脊背总收工。

开天门：开天门是幼科外治每病必用、每人必用、开启经络、激活诸穴的最佳招法，是幼科推拿师必会的基础招法，是基本功。开天门包括推天庭、分坎宫、揉太阳、掐耳背，是幼科头面四大手法，总称开天门。天庭，位于双眉之间垂直向上至前发际。除双手拇指外，余指固定头部。双拇指交替从双眉间向上推至前发际二十四次，重症可达二百次。坎宫，位于双眉上一横指从天庭至眉梢。用余指固定头部，用双拇指外侧从天庭分推至眉梢飞起，二百次。太阳穴，位于眉梢向下划线与两外眼角平划线交叉点，用中指按压有凹感处。余指固定头部，中指按太阳穴向前、向上、向后、向下旋转二百次，每二十次点按头维一次，头维在太阳穴向上发际间。耳背位于双耳根耳背部。拇指固定耳背，食指位于耳前，余指固定耳朵，拇指从耳顶部沿耳根向下同食指搓揉至耳垂三十次。

推天柱：天柱即颈椎。位于后发际线至大椎。余指固头部，拇指从发际推颈椎两侧三十次，可推、拍、刮、揪、扯、拿，至潮红为度。

幼科推拿手法组合

小儿外感：开天门（推天庭、分坎宫、揉太阳、揉耳后高骨，每穴五十次）。

小儿腹泻：揉脐、运腹、推七节骨、揉龟尾（每穴一百至三百次）。

小儿保健：补脾经、推运腹、揉足三里、捏脊五遍（各穴一百至五百次）。

小儿发汗：先掐心经、内劳宫五遍，揉太阳一百次，掐揉二扇门三百次。

小儿盗汗、虚汗：补脾经、补肾顶、按合谷、按复溜三百至五百次。

平衡阴阳：推三关、退六腑、阳证推三补一、阴证推一补三，一百次至三百次。

便秘：推下七节骨、清大肠、揉龟尾。

补虚：补脾经、补肾经、揉按足三里、捏脊、运丹田（各三百次）。

二、仁寿堂幼科疾病灸疗

寒则凝，温则通，风寒湿邪艾火攻；

舒筋活络治百病，益气养血健儿童。

紫砂灸疗壶

仁寿堂紫砂灸疗壶是利用艾绒在紫砂壶中燃烧，产生艾火穿透力和远红外线的温热辐射作用，对人体经络的腧穴进行温热刺激。由于艾绒独特的药用成分，通过加热后的挥发作用，将艾药有效成分迅速渗透到腧穴局部，刺激了穴位并进行了加热。致使皮下毛细血管扩张，血液循环加快，从而加速了体内致病物质的扩散和吸收。

消除了致病因素，改善了病理变化，同时激活了免疫细胞，增强了体内的免疫功能。艾火还具有温阳补气、温经通络、调气活血、消瘀散结的功效，以改善气血运行障碍而达到治疗各种疾病的目的。

仁寿堂紫砂灸疗壶，不是挂釉的紫色陶器，而是用宜兴所独产的紫砂矿岩风化的矿砂经研磨成粉末，再水练成泥，用艺人巧手加工成型，晾干，经高温烧制而成的紫砂灸疗壶，其制作工艺相当复杂。天然独特的材质具有双气孔结构，能够确保它的透气性极佳，不漏水的特性。更为可贵的是紫砂灸疗壶具有良好的吸附性，它能将艾绒在燃烧中所产生的苯、萘、一氧化碳等有害气体全部吸附在紫砂壶的壶壁上。这是其他材质的艾灸器所不能具备的最大特点。

仁寿堂紫砂灸疗壶的另一个特点是紫砂灸疗壶也因紫砂传热速度慢而能使灸壶保温，恒温效果极佳。因艾火可在灸壶中经久不灭，灸疗壶可以预热，其保温时间也较长久。上百度的艾火在紫砂灸疗壶中燃烧，紫砂灸疗壶能相对保持恒温，在灸疗的全程中紫砂灸疗壶能做到温而不烫，提携抚握仍不烫手。这对宝宝的防灼防烫提供了安全保障。紫砂壶的应冷热急变性能也极佳，即使在寒冷的冬天，紫砂壶在经上百度的蒸煮之后，迅速放入零度以下的冰雪之中，紫砂壶也不会因为温度的骤变而发生开裂。这种优良的性质也是其他材质的灸疗器所不能够做到的。

仁寿堂灸疗壶在最初设计时对应的就是幼科疾病，因而充分考虑到它的使用对象多是儿童。少儿贪玩好动，很难像成人那样配合治疗。因此，将紫砂壶壶盖设计成防脱旋拧式。为了避免手持，在紫砂壶壶肚上设计了两个鼻纽。各拴一条背带，能使紫砂灸疗壶捆绑固定于身体的任意部位，做到施灸者体位活动自如，可以在任何穴位施灸。既可以纵列排放施灸，也可以横排对称施灸，更可以无需他人监护而完全完成个人自灸。既解决了灸壶的安全固定问题，又解决了单个医务人员同时对多个患者进行施灸的问题，提高了工作效率，解决了医生的付出和效益不相匹配的问题。

仁寿堂紫砂灸疗壶的进出气孔大小，以及位置，都是经过科技人员精心研究、科学合理设计的，其独特的壶形结构，使艾绒在充分燃烧的情况下，艾烟在灸壶内聚成螺旋状烟柱，环形旋转而不散，使艾火有效成分和壶内远红外线渗透过隔热垫，透达腧穴深层。进出气孔经有效的控制烟雾的缓释排放，不仅除掉了室内空气的异常气味，保障了室内空气的清新，也不会让顾客身上留有难闻的艾烟熏味。做到了既绿色又环保。

仁寿堂紫砂灸疗南瓜壶，造型精美、轮廓鲜明、高雅朴拙、美观大方，具有中国传统的浓郁文化气息，蕴含了紫砂壶特有的文化艺术。其器不上彩釉，体现了紫砂本色。经久使用，涤拭日加、世日趋华，自发黯然之光，使用越久越显光泽。仁寿堂紫砂灸疗壶从壶中表现了其形态情趣，神韵气质的内涵，让人感到一种强有力的紫砂文化艺术的感染力。仁寿堂紫砂灸疗壶既有艺术性又具实用性。

艾绒成形

先将一矿泉水塑料空瓶从瓶口处向下量六至七厘米做一标记，再从标记处用剪刀将塑料空瓶剪断，去掉下半截留用瓶口部分，并用剪刀将剪口修理平整，成为模具。

将约五克艾绒装入瓶口模具，用手指将艾绒压平压紧，使艾绒成一柱形。松开瓶盖，将艾柱用手指顶出备用。

隔热垫的制作

将布装入棉絮做成十至十二厘米长，一厘米厚的小被垫，再将中间挖一直径五厘米的圆孔，用针线缝好备用。一般备二十厘米小手帕，十条备用。

经络腧穴的理论与作用

经络是经脉和络脉的总称，是人体组织的重要组成部分，它是人体气血的运行通道。经是指直行上下的主干，络是经脉的外行支脉，有网络的含义。它内联脏腑、外络肢节、沟通表里、贯穿上下、抗御病邪、输运气血、协调阴阳、濡养周身，是贯穿上下，纵横交错，遍布全身的独特系统，使人体成为一个完整的有机统一体。

腧穴是人体脏腑气血在经络中输注，运行出入的特殊部位，是气血运行通路中的一个交汇点。是脉气所发，神气游行出入的场所，根据中医脏腑经络相关理论，腧穴能反映脏腑的生理、病理功能，阴阳盛衰。同时它也是通过经络的调节、治疗脏腑疾病的有效刺激点。所以说腧穴不是孤立于体表的一个点，而是通过经络的气血疏通与深部内脏有着密切联系的立体机构，它既是疾病的反应点，也是疾病灸疗的刺激点。

中药灸疗隔药灸包的制作

凡是临床上治疗有效的方剂，皆可用来制作隔药灸药包，敷以腧穴，用艾火灸之，以防治相应疾病。也就是所谓外治之理，即内治之理。外治之药，即内治之药，谨法耳。

药物在隔药灸包内，皆研制成药粉。先将方中的某些药品按要求进行炮制。然后将药物按方上要求混合。即用中药饮片粉碎机将所选药物均匀粉碎，过二百目筛，用毛刷清理后，在再次粉碎此种药时掺入药渣再次粉碎，药物有发潮者应先烘干，再进行粉碎。

有些药物为细品，如麝香、冰片、薄荷霜、樟脑等，应用研钵研成细粉，因它们用量少且容易粘磨。有时可单一药品或按方一、方二……分别单独加工，备用。然后根据比例要求掺匀备用。

包装纸袋最好选用渗透力较好的浸泡茶叶袋，也可用无纺布或纱布缝制成袋，袋的大小三至五厘米。

药包盛药量可根据具体需求酌量增减，灵活掌握，但凡隔药灸药包大都集中在腧穴，故药量不宜过多。每包装药粉量二至五克。

灸包在腧穴处固定，可在输液时固定输液管，用胶布固定，可做井字固定，也可做川字固定，也可做二字固定，灸后不要立即取下，应佩带六至十二小时取下或隔夜，第二天灸疗换药时取下。头面部必须加绷带固定，这点一定要注意！

灸疗药包赋形剂

灸疗药包在使用前应加用赋形剂，能够帮助药粉附着，促进药物的渗透和吸收，赋形剂的选用得当与否，直接关系到治疗效果的好坏。常用赋形剂如下：

（一）水：能使药物保持一定湿度，有利于药物渗透吸收。

（二）姜汁：发汗解表、散寒、温中止呕、开痰解毒。

（三）酒：有白酒、黄酒、米酒之分，活血通络，祛风散寒，行气消肿，能使药物更好地渗透吸收，以发挥作用。

（四）醋：引药入经、理气止痛、散瘀消肿，有解毒愈疮的作用，醋越陈越好。

（五）蜂蜜：具有促进药物渗透吸收的作用，为天然渗透剂，又能使药物保持一定湿度，对皮肤无刺激性。

（六）鸡蛋清：清热解毒、增加药物的黏稠性，可使药物释放加快，遇热后蛋白质凝胶容易凝固成块。

（七）蒜汁：暖胃补气，消积解毒。

（八）植物油：增强药物黏附性，润肤生肌，促进脂溶性药物的吸收。

（九）透皮剂：氮酮促进药物渗透率相当高，是目前最理想的渗透剂之一。一般用量在百分之三最好。

特殊病症可根据需要选用红花油或风油精。仅供参考。

紫砂艾灸壶操作步骤

（一）先诊断，问清楚患儿主要症状，按症状调理，确定调理方案进行调理。

（二）医者将手洗干净并进行消毒，并将患儿推拿处擦拭干净并消毒、晾干。

（三）从灸壶存放处取来艾灸壶，检查艾灸壶是否完好无损后，查看绑带是否牢固，旋拧打开紫砂灸疗壶盖。

（四）点燃艾柱放于灸疗壶内，使其充分燃烧。

（五）盖好壶盖并旋拧锁定牢固，并放在灸壶架上备用。

（六）按照所需方案进行小儿推拿手法操作。

（七）检查患儿腧穴处皮肤有无破损或皮肤疾患，消毒腧穴。

（八）对所需隔药灸包，查对姓名、症状、药包名，查对后将隔灸药包加入赋形剂备用。

（九）按方案所需隔药灸包贴敷腧穴，并用医用胶布固定。头面部需要特别注意用绷带固定牢固。防止药物进入患儿眼内。

（十）将患儿衣服整理好，铺放好隔热垫及防尘手帕。

（十一）手拭灸壶温度，将紫砂艾灸壶放在隔热垫上，并捆绑牢固，检查位置是否正确。

（十二）随时注意观察艾灸壶温度、灸疗时间、患儿调理状况及安全性。

（十三）灸疗时间到，取下紫砂灸疗壶等物，整理好患儿衣物。

（十四）旋开灸疗壶盖，倒出艾绒灰烬，将灸壶清理擦拭干净，盖好壶盖，放回灸壶存放处备用。

（十五）叮嘱家长，患儿灸后的注意事项，注意灸后保暖及休息。

仁寿堂幼科随症施治临床运用

一、宝宝发热

宝宝发热是指宝宝体温升高超过 37℃，或者体温并未升高而宝宝自觉身体或某部发热，或者是别人摸着宝宝的额头、身体皮肤发热，即可视为宝宝发热。

【处理】先按常规测试体温。用手触摸患儿头额、体表。观察及判断发热病情。

【推拿重点】蘸抹抹爽开天门、清肺经、清天河水、捏背。

【辅助治疗】鼻孔内点通窍油，大椎贴退热贴（一），紫砂壶艾灸十五至三十分钟，至背部微汗。

【注意事项】（一）患儿多饮温开水。（二）用干毛巾将背部汗水擦干。（三）休息半小时后离店，离店后不要吹冷风，以防重感。（四）每次降温不宜过快，一般一次不得超过 2℃。（五）治疗后不要急于测体温，有时刚治完体温会略有升高，此为正常现象。（六）出疹时体温在 38℃左右不要急于降体温，以免对出疹不利。

（七）连续五天治疗效果不佳者，应劝其家长去医院诊治。

二、宝宝自汗

自汗是指宝宝不因气温炎热，衣着过暖、哭闹着急、服用发汗药物等因素，而经常出汗的异常症状。

【处理】先询问家长宝宝出汗情况。检查汗液状况、颜色，观察判断宝宝自汗状态。

【推拿重点】补脾经、清肺经、揉肾俞、揉足三里、揉脾俞、捏脊。

【辅助治疗】爽身粉（二）扑身，汗多部位多扑，一日数次。

【注意事项】（一）扑粉前擦拭干净身体。（二）不要立即洗澡。（三）不要吹冷风防止宝宝着凉。（四）自汗的宝宝气虚，容易感冒。

三、宝宝盗汗

盗汗是指宝宝睡时出汗，醒后汗即止的汗出异常症状。盗汗与自汗应注意鉴别。

处理及推拿重点与自汗相同。

【辅助治疗】神阙贴止汗散（三），砂壶艾灸十五至三十分钟。

【注意事项】同宝宝自汗。

四、宝宝夜啼

宝宝夜啼是指宝宝夜间不定时啼哭不安，白天则如常的症状。宝宝夜啼常以夜间腹部不适为多见。

【处理】询问家长患儿夜啼情况，有无被褥、衣物针刺及虫咬情况，检查小儿腹部有无按痛、腹胀症状，是否有脾寒症状。

【推拿重点】清肝心经、揉小天心、补脾经、揉安眠，安眠穴在翳风与风池连线之中点。

【辅助治疗】神阙贴夜安散（四），紫砂壶艾灸十五至三十分钟。

【注意事项】（一）保持宝宝睡眠时室内安静，保持室内温度，宝宝室内空气流通，避免宝宝受惊。（二）注意宝宝休息，多饮温开水。（三）宜进清淡食物，忌食肥腻。（四）脾寒夜啼儿童，应注意其腹部保暖。（五）心热夜啼者勿过暖。（六）惊恐夜啼者宜安静。

五、宝宝目赤

宝宝目赤是指宝宝的目珠血络充盈、赤脉密布、颜色红赤的症状，俗称小儿害眼。

【处理】察看宝宝的眼屎情况、有无麦粒肿，查看宝宝舌质、舌苔，询问家长宝宝的大便情况。

【推拿重点】分坎宫、揉四白、揉太阳、按风池、开天门。

【辅助治疗】眼内滴三黄滴眼液（五），一日二次。

【注意事项】勿食辛辣食物。

六、宝宝眨眼繁

人的正常眨眼频率是每分钟十五至二十次，如果宝宝的眨眼频率超过了这个数就叫作宝宝眨眼繁。

【处理】宝宝眨眼繁的病因很多，大体可分为两类：其一，目疾的不适引起的眨眼繁。其二，精神因素障碍导致的眨眼繁，称作异常瞬目综合征。应首先考虑为儿童多动症的早期症状，此症较为难治。

眼疾不适造成的眨眼繁表现眼红、眼痒、分泌物增多、用手搓眼，眼的炎症时好时坏。

【处理】同宝宝目赤。若有倒睑毛，千万不能拔除。应将眼睑外翻，胶布固定。点三黄滴眼液。用正睑散（六）塞鼻孔。左目塞右，右目塞左。

精神障碍性眨眼繁则表现为皱额、歪嘴、耸肩、点头、摇头，晚上睡前眨眼较频繁，无眼疾表现。

【推拿重点】开天门、揉足三里、摩腹、揉二马、推三关、清大肠、揉心俞、揉肝俞、揉肾俞、捏脊。

【辅助治疗】百会、神阙、肾俞轮流贴安神散（七），紫砂壶艾灸三十分钟。

【注意事项】（一）建立有规律的生活，培养良好的习惯。（二）树立患儿治疗信心，加强自控能力的练习。（三）对患儿进行耐心的辅导教育，严禁责骂与体罚，多给予鼓励和表扬。（四）注意营养、补充蛋白质、水果及蔬菜，多食含维生素丰富的食物。

七、宝宝中耳炎

中耳炎是指宝宝外耳道或中耳道耳腔因细菌感染所致的耳痒、耳痛等不适或无感觉，耳部有不适，耳道内流出浆性渗液或者黏性脓液的现象。

【处理】先询问家长患儿状况。察看患儿耳道是否有耳耵等异物。最好先叫家长去医院耳鼻喉科检查有无耳膜穿孔，耳膜穿孔者不属于治疗范围。察看有无发热等全身症状。

【推拿重点】按翳风、揉太溪、揉风池、揉肾俞。

【辅助治疗】清洗耳道。先用棉棒擦拭干净耳道，让患儿侧头使患耳朝上，家长固定患儿头部勿动，然后将百分之三的过氧化氢注入耳道充满，勿使过氧化氢溢出。待耳道内停止冒泡，让患儿转头使患耳朝下，使脏水控干。再让患儿转头使患耳朝上，用棉签试干耳道。继用上述方冲洗三遍。擦干耳道，放入紫草油药棉，一日一次。

【注意事项】（一）注意休息，保证宝宝睡眠时间。（二）保持室内空气流通，保证患儿鼻腔通畅。（三）宝宝有鼻涕，应交叉单侧擤鼻涕。不能同时压闭双侧鼻孔。（四）治疗期间宝宝不宜游泳。（五）积极防治宝宝感冒。

八、宝宝鼻塞与流涕

鼻塞是指宝宝鼻腔通气道受阻不利的症状。流涕则是指分泌物自宝宝的鼻孔流出或擤出。此两症常因治疗相同故而并列，有时鼻炎可参考此法治疗。

【处理】询问家长患儿鼻塞流涕情况，察看宝宝鼻孔内炎症状况作出判断：是感冒引起还是患有鼻炎。

【推拿重点】揉迎香、推天门、揉搓鼻翼、掐合谷、揉外劳宫。

【辅助治疗】囟会贴通窍散（八），紫砂壶艾灸三十分钟。

【注意事项】（一）此灸药贴不可内服，应妥善放置，注意勿令宝宝误服。（二）避风，注意宝宝保暖，勿令宝宝重感。（三）防止药贴进入眼睛。

九、宝宝牙痛

牙痛是指宝宝自觉牙齿、牙龈疼痛的症状，因咬物或遇冷、热、酸、甜等食物激发疼痛。

【处理】询问家长宝宝牙痛激发原因，察看宝宝牙齿及牙龈状况，有无龋齿、牙龈炎症，观察宝宝舌苔情况。

【推拿重点】点揉承浆、揉耳门、揉风池、掐合谷、揉内庭、提掐肩井。

【辅助治疗】患处点牙疼安（九），外贴伤湿止痛膏。

【注意事项】（一）只能临时止痛，止痛后找口腔牙医治疗。吃止痛药，如牛黄解毒片、甲硝唑之类。（二）注意口腔卫生、培养宝宝经常刷牙的习惯。（三）少食辛辣及甜食、糖果。

十、宝宝口疮

口疮是指宝宝口腔内肌膜破损，出现糜烂、溃疡的症状。

【处理】察看宝宝口腔内口疮病情。有无白膜、疱疹、红疹等。询问家长宝宝大便情况。

【推拿重点】清胃经、清天河水、补肾经、掐合谷。

【辅助治疗】神阙贴敷口净贴（十一），紫砂壶艾灸三十分钟，口腔用生理盐水清洗，用棉签擦拭口腔，注意动作要轻。用吹管吹布患处开喉散（十），一日一次。

【注意事项】（一）保持宝宝心情舒畅、乐观开朗，妈妈不要着急。（二）注意口腔卫生和喂乳用具，以及妈妈乳房卫生。避免损伤和刺激口腔黏膜。（三）禁食辛辣性食物和局部刺激性食物。注意生活规律性和营养均衡。（四）养成按时排便的习惯、防止便秘。

十一、宝宝咽喉肿痛

咽喉肿痛是指宝宝口咽部或喉咽部有红肿疼痛，吞咽不适的症状。

【处理】问询家长患儿是否感冒，有无发热情况；饮食情况。让患儿张口喊"啊"字，查看是否有扁桃体肿大，有无白点及化脓情况。

【推拿重点】清肺经、清大肠、揉天突、捏脊。

【辅助治疗】喉头外部肿块处贴敷咽扁贴（三十）涌泉贴泻火贴（二十九），十二小时后取下，开喉散（十）吹患处，一日一次。

【注意事项】同宝宝口疮。

十二、宝宝斜颈

　　肌性斜颈又称先天性胸锁乳头肌挛缩性斜颈，是指宝宝头颈向患侧倾斜，面部旋向健侧，下颌转向健侧肩部的症状。患侧胸锁乳头肌萎缩，有一突出为索条状或卵块状、硬度大小不一的肿块、肌肉硬节。

　　【处理】询问家长宝宝斜颈的时间及平常斜颈情况。让宝宝两肩平高一条线，头部随意，不可强加力度控制。医者垂直患儿两肩中线，平视患儿面部中线，并用手触摸颈部硬节情况作出判断。然后决定是否施治。

　　【推拿重点】（一）按揉桥弓（肌肉硬节处）五至十分钟。（二）捏提桥弓（肌肉硬节处，但要严禁捏提颈部动脉）五分钟。（三）以拇指推散肌肉硬节三分钟。（四）一手扶患儿肩部，另一手扶患儿头部，渐渐做患儿头颈恢复正位运动，迫使患儿头部偏向健侧。做到用力要均匀，由轻到重、幅度由小到大。矫枉要过正，但一定不可超出正常生理范围。

　　【辅助治疗】阿是穴贴敷消淤止痛贴（十四），紫砂壶艾灸三十分钟。

仁寿堂幼科外治小儿斜颈的六要点：

（一）紫砂壶艾灸前要放松颈部肌肉，进行药物恢复。

（二）深层按摩力度要适中，推拿方向要与肌肉纤维走向垂直，一定要注意不得伤及颈动脉与咽喉和气管。

（三）被动牵位、拉长患侧肌肉缩短组织，增强脸的转向角度。用力要均匀适度。

（四）主动矫正时，要加强健侧肌肉力量，使两侧肌肉力量达到平衡效果。

（五）平时宝宝平躺时，姿势摆位一定注意摆正，生活和休息时一定注意宝宝的面向是否正确，维持良好的正中姿势，加强防歪斜措施。

（六）求诊宝宝在一岁以内效果好，若超过一岁则效果欠佳，三至六个月时效果最为理想。年龄越大越难治疗。收治时一定要拍 X 片，要与骨骼性斜颈、完全弥漫性斜颈、案状性肌纤维化斜颈鉴别，此三种斜颈症状不在收治范围。斜颈经治疗一个月无明显效果者，应请患儿家长转院治疗。

【注意事项】（一）应注意平时生活休息，让宝宝尽量保持正确姿势。睡觉时将宝宝头部摆放正位。必要时可将患侧垫高，以保持宝宝头位的正直。（二）用沙袋或布袋等物品放于宝宝两侧，使患儿头部、肩部维持正位。（三）每天正常良好体位应保持在十四个小时以上。

十三、宝宝咳嗽

咳嗽是指宝宝肺气向上冲击喉间而发出一种"咳咳"的声音。有声无痰谓之咳，有痰无声谓之嗽，有痰有声谓之咳嗽。

【处理】询问家长宝宝咳嗽的原因及次数、深浅、痰液等情况，听诊肺部啰音，判断咳痰病情。

【推拿重点】清肺经、按天突、推膻中、推乳旁、揉乳根、揉肺俞至透热为度、推三关、掐二扇门。

【辅助治疗】肺俞（双）天突、膻中轮流贴止嗽贴（十二），紫砂壶艾灸三十分钟。

【注意事项】（一）休息可减轻病情，故一定要注意休息。（二）注意身体保暖，切勿重感。（三）多喝开水，补充身体消耗的水分。（四）注意营养均衡，勿食辛辣食品。严禁食用刺激性食品。（五）常呼吸新鲜空气，多做身体适应的适量运动。

十四、宝宝呃逆

呃逆是指宝宝气逆上冲、呃逆有声，声音短促而频，不能自主的症状。

【处理】询问家长宝宝的呃逆情况，判断呃逆轻重。

【推拿重点】揉大鱼际、揉足三里、揉膻中、揉中脘、掐合谷。

【辅助治疗】神阙敷贴止呃散（十三），砂壶艾灸四十分钟。

【注意事项】呃逆是由多种原因引起的膈肌痉挛，同时由于喉内声门没有充分打开而发出的杂音。常因吃食过快，或因食物过冷、过热刺激而产生。一般情况下一次可治愈。如果连续数天治疗没有效果，应建议家长送宝宝去医院，进行仔细有效的治疗。

十五、宝宝呕吐

呕吐是指宝宝胃气上逆，胃中内容物从口中吐出的症状，有物有声谓之呕，有物无声谓之吐，有声无物叫干呕。

【处理】仔细询问家长，寻找呕吐原因及呕吐情况，判断是否与脑神经有关。

【推拿重点】推天柱骨、清大肠、补脾经、运内外八卦、掐揉端正、揉足三里、推腹阴阳。

【辅助治疗】神阙贴敷足心宝（二十九），紫砂壶艾灸三十分钟。

【注意事项】（一）积极查明呕吐原因，若是喷射性呕吐应尽快劝家长带宝宝去医院治疗。（二）注意呕吐会引起宝宝脱水，要及时补充淡盐水，防止电解质紊乱。

十六、宝宝胃脘痛

胃脘痛是指宝宝剑突下的上腹部疼痛或触摸轻按疼痛则更明显的症状。

【处理】询问家长宝宝是饭前疼还是饭后疼，定时、定处还是不定时、不定处。触摸疼痛部位判断疼痛性质、胃脘胀硬等情况。

【推拿重点】推三关、补脾经、掐揉内关、掐揉足三里、按揉中脘。

【辅助治疗】中脘贴敷健脾止痛贴（十五），紫砂壶艾灸三十分钟。

【注意事项】（一）注意生活规律，定时定量用餐。（二）保证心情舒畅，注意活动及休息。（三）保持宝宝心情高兴。

十七、宝宝腹痛

宝宝腹痛是指胃脘与肋季以下，耻骨以上的腹部发生疼痛的症状。腹痛一般可分为脐腹痛、小腹痛、少腹痛三种，一般胃脘不称作腹痛。

【处理】询问宝宝腹疼原因、时间、性状。用手触摸宝宝腹部，轻度按摸腹疼部位，随时观察患儿面部表情，判断腹痛情况并分出脐腹痛、少腹痛、小腹痛。特别注意马氏点压痛，注意是否是阑尾炎（盲肠炎），有发热及急性症状，立即请家长带宝宝去医院治疗。

【推拿重点】清脾胃经、清大肠、揉一窝风、掐揉足三里。提捏肚角、按揉腹痛处，注意力度要轻柔。

【辅助治疗】神阙或阿是穴贴敷健脾止痛贴（十五），紫砂壶艾灸三十分钟。

【注意事项】宝宝腹痛原因很多，若有马氏点反跳压痛应首先考虑阑尾炎。应及时去医院治疗，以免贻误病情，危及生命。

十八、宝宝泄泻

泄泻又称腹泻，是指宝宝大便次数增多，粪质稀薄为特征的症状。要与痢疾相鉴别。

【处理】腹泻是一组多病因引起的大便次数增多，便稀的消化道疾病。应仔细问清致病原因、大便次数、性状、颜色、消化物等，判断急性、慢性、迁延性等，分清湿热、风寒、伤食、脾虚、脾肾阳虚等情况，加以处理。

【推拿重点】补脾经、补大肠、掐揉足三里、按揉腹、揉脐、揉龟尾、推上七节骨、运土入水。

【辅助治疗】神阙贴敷健脾止痛贴（十五），紫砂壶艾灸三十分钟。

【注意事项】（一）指导合理喂养，切忌几种食品同时喂养。（二）禁止过食、偏食、饮食结构突然变动，不可夏季断奶。（三）培养母婴卫生习惯，注意奶头卫生和宝宝饭前洗手习惯。（四）腹泻最易导致脱水，应特别注意电解质失调和酸碱平衡的紊乱。腹泻最忌急于吃止泻药物。

十九、宝宝痢疾

痢疾是指宝宝感染痢疾杆菌而引起的消化道传染，大便出现黏性血便的症状。

【处理】痢疾为夏、秋季常见的肠道传染病。首先应询问家长患儿大便性状，有无里急后重、便下黏液及赤白脓血的症状，有无发热症状。痢疾分为急性细菌性痢疾、中毒性菌痢和阿米巴痢疾三种。

【推拿重点】同宝宝腹泻

【辅助治疗】神阙贴敷止痢散（十六），紫砂壶艾灸三十分钟。

【注意事项】灸疗对急性细菌性痢疾和阿米巴痢疾均有显著疗效，但中毒性菌痢病情急暴危险，应劝家长上医院进行隔离治疗。其他注意事项参照宝宝腹泻。

二十、宝宝便秘

便秘又称便闭，是指宝宝大便干燥坚硬、秘结不通、排便次数减少，间隔时间延长，排便困难的症状。

【处理】便秘多属肠道病变，引起便秘的病因很多，常见有饮食不节、燥热内结、情志内伤和气血亏损四种情况。故要问清家长患儿排便次数、周期、排便难还是不畅，以及粪便干硬度、有无便血，询问起病原因及起病缓急等，小儿食积偶有可能便秘者。

【推拿重点】揉龟尾、揉腹、揉中脘、推下七节骨、清大肠、揉天枢。

【辅助治疗】神阙贴敷腑行膏（十七），紫砂壶灸三十分钟。

【注意事项】（一）注意饮食调节，不能进食辛辣食物，多吃水果、蔬菜，养成定时排便习惯。（二）注意休息，调整精神状态、生活要有规律，定时定量用餐。多做室外活动。

二十一、宝宝厌食

厌食是儿童的一种常见病症，是指宝宝最少十天以上的饮食减少，不思乳食，甚至拒食的一种临床表现。各个年龄的儿童均可发病，以一至六岁为多见，一般无其他明显不适。

【处理】引起厌食的病因很多。应询问家长宝宝是进食量减少还是食欲不振，还是拒食，宝宝减食是否超过二周。观察宝宝是否精神萎靡，舌质和舌苔情况，以及观山根是否呈现青筋等，以判断不思饮食的原因。

【推拿重点】补脾经、清胃经、运八卦、推四横纹、推上七节骨。

【辅助治疗】神阙贴敷健胃止汗散（十八），紫砂壶艾灸三十分钟。

【注意事项】（一）注意生活规律化，纠正不良饮食习惯，做到乳贵有时，食贵有节。纠正宝宝偏食、挑食，不强迫宝宝进食。（二）饮食做到定时定量，少食肥甘厚味，多食瓜果蔬菜及粗粮。先从宝宝喜欢的食物着手，诱导进食。以逐渐增进食欲，再按营养均衡需求供食。

二十二、宝宝夜尿

遗尿症是指三岁以上的宝宝不自主地排尿，尿湿裤子或尿湿床的行为称为遗尿症，也叫尿床，多数患儿夜间尿床，故称宝宝夜尿。

【处理】引起遗尿的原因很多，应问清家长宝宝遗尿的时间、次数。察看宝宝精神，是否胆小、敏感，是兴奋还是拘谨，遗尿有无时间规律等，查看腰骶 X 线摄片有无脊柱隐裂。

【推拿重点】揉丹田、揉关元、揉三阴交、补肾经、补脾经、揉肾俞、捏脊。

【辅助治疗】神阙、关元、气海轮流贴敷缩泉贴（十九），紫砂壶艾灸三十分钟，关元多贴灸。

【注意事项】（一）饮食起居建立规律生活。（二）养成按时睡眠的良好习惯。最好要午休。睡前勿进行剧烈活动，勿看惊险影视片，勿使宝宝过度兴奋。（三）养成睡前排尿习惯，睡前勿多饮水。养成睡前洗澡习惯，使宝宝舒适入睡。努力找因。夜间最好按时叫醒宝宝下床上厕所。及时更换宝宝尿湿的裤子、被褥。（四）不能打骂责罚宝宝，多给予鼓励。保护孩子的自尊，使宝宝建立治愈的信心。（五）让宝宝做好膀胱括约肌的控制功能锻炼。（五）宝宝遗尿症的巩固治疗具有重要意义。

二十三、小儿疝气

小儿疝气是在宝宝的胚胎期，在腹股沟处有个腹膜鞘突。它可以帮助睾丸降入阴囊或子宫圆韧带的固定。有些宝宝在出生后，因腹膜鞘突没有闭锁或者闭锁不完全而形成较大的腔隙，导致腹腔内小肠、网膜、卵巢、输卵管等进入此鞘突，即成为疝气。有时宝宝平躺或用手按压疝气则会自行回纳消失，称为可复性小儿疝气，可做保守治疗。如果肿物不能返纳，手法复位不成，为嵌顿小儿疝气。即不属于治疗范畴，应进行小儿普外科治疗。

【处理】小儿疝气复位手法（一）患儿先仰卧于诊断床上，嘱家长或助手双手紧握住患儿双足，使患儿腿成八字形分开，并上提成四十五度，呈足高头低状。（二）施术者先用温热毛巾捂一会肿物处，使其放松。（三）施术者左手抓住患儿环口处，右手用掌心或五指抵住肿物底部五指分开呈握持状，揉搓并向环口推进，用力要均匀，力度以轻柔为要，左手帮助环口回纳，逐渐用力，向耻骨联合处推进。当听到肠道回缩的咕噜声，即复位成功。

【辅助治疗】将中药疝气包（二十）放于环口下部，并用疝气带固定，使疝气肿物不再下垂为要。一日一灸，十日一换。灸三十分钟。

【注意事项】（一）尽量避免宝宝哭闹、咳嗽、便秘、剧烈活动。（二）完全避免孩子不哭不闹是基本不现实的，所以家长一定要密切观察宝宝腹股沟肿物状况，若有疝出一定要小心复位，重新压好中药灸包，必要时请专业医师帮忙处理。（三）注意生活规律，密切注意药包护理、适当增加平躺时间，注意宝宝休息。（四）注意宝宝营养，儿童应多食用具有补气功能的食物，如扁豆、山药、鸡鱼、肉蛋之类。（五）积极进行按摩治疗，增强宝宝体质，此症保守疗法时间较长，贵在坚持。

二十四、小儿流涎

小儿流涎多见于六个月至三周岁的宝宝，常发生在断奶之后或乳牙萌生期间，是一种不自主地从口中溢出涎液，以浸渍两颐及胸前为主要表现的症状。中医称为滞颐。

【处理】小儿流涎有病理和生理之分。故首先应检查宝宝的口腔。口腔患有各种口腔炎、舌炎、牙龈炎、咽炎等，口涎可略带黄色、淡红色，且伴有口臭；生理性口涎清淡，略带黏性，无口疾。绝大多数宝宝流涎为生理现象。

【推拿重点】唾为脾流，涎为肾液。故宝宝流涎不仅与脾虚、消化不良有关，而且与肾阳不足有关。推拿小儿流涎主要注重健脾补肾，以脾肾两经以补为要。

【辅助治疗】（一）生姜三片，甘草九克，煎水饮。一日一剂，频服；（二）止涎贴（二十二）贴涌泉，一日一贴，病理性流涎应口腔吹开喉散（十）；（三）健脾补肾贴（二十三）神阙贴敷三天一换，每日艾灸三十分钟。

【注意事项】（一）对于流涎的宝宝应特别注意口腔卫生清洁。（二）流出的口水经常用干巾擦干净，动作要轻柔。（三）用软布给宝宝做围嘴，要经常换洗，保持围嘴干净。（四）若有口疾溃疡，用硼酸水或生理盐水洗净，抹紫草油。

二十五、新生儿黄疸

医学上把出生在二十八天以内未满月的宝宝出现黄疸称为新生儿黄疸。当宝宝还是胎儿时，是靠母体的胎盘来供血和氧气以维持生命，当脱离了母体，宝宝出生后就开始用自己的肺来呼吸获得氧气。由于呼吸的环境和方式的改变，宝宝身体内不再需要那么多的红细胞。这时候宝宝的胆红素也因此而产生了，并且可能过剩。由于胆红素反映到体外部，出现皮肤、黏膜、巩膜发黄，宝宝会出现食欲不振、烦闹不安，有时体温还会升高，这就叫作新生儿黄疸。

【处理】新生儿黄疸是新生儿中一种常见病，在临床上会有百分之六十的足月的宝宝在一周内出现黄疸，早产儿百分之八十会在出生二十四小时内出现黄疸。新生儿黄疸的主要病因是宝宝肝脏发育不健全，胆红素代谢出现异常，血中胆红素升高。化验单：足月宝宝正常黄疸值为十二点九毫克，早产儿正常值为十五毫克。黄疸值超过这一正常值可能由肝炎、感染、胆道闭锁等病引起病理性黄疸。临床中具体可分为生理性黄疸和病理性黄疸。生理性黄疸症状较轻，宝宝的黄疸先见于面、颈，然后遍及躯干和四肢，一般呈黄色。巩膜黄染，但手心、足底不见黄，大便也正常，尿中也无胆红素。一周内可恢复正常，重症可达四周。

病理性黄疸常在二十四小时内出现，黄疸可持续两周以上，重症黄疸可延续四周以上，病程消失较迟，且黄疸程度较重。主要是黄疸消退后可再复现，并进行性加重，重症黄疸可合并核黄疸。常常出现由原发症而伴随的症状。大便颜色呈陶土色，小便也发黄。应防止病理黄疸误诊及漏诊。

【推拿重点】补脾经、清肝经、退六腑、运八卦、揉二马。

【辅助治疗】（一）退黄水洗澡（二十四），神阙贴退黄贴（二十五），砂壶艾灸三十分钟。

【注意事项】（一）胎黄常因孕母遭受湿热而累及胎儿，故孕母妊娠期间应注意饮食有节，不过食生冷和过饱，禁忌酒及辛热食品。（二）妇女曾生过黄疸婴儿，再妊娠期应服用预防中药。（三）黄疸婴儿应密切观察黄疸情况，及时发现并正确处理。（四）注意黄疸婴儿全身症状，并做出正确治疗和处理。（五）密切观察黄

疸婴儿心率、心音、贫血程度及肝脏变化。（六）注意
保护黄疸婴儿的皮肤、脐部、臀部，防止破损及感染。
（七）如病情严重应劝家长去医院儿科做正规治疗。

二十六、幼儿出疹

　　出疹是指宝宝皮肤上出现高出皮肤表面的红色或红
白色疹点的症状。幼儿出疹是儿童期一种常见症，其病
常见于风痧、药疹、奶癣、奶麻、痱瘟等皮肤病。也可
见于麻疹、疫斑热、瘟毒发斑、烂喉痧、疥疮、杨梅疮
等时行传染病，如野屎风水毒等有时也有出疹的表现，
特点是突发高热，一般持续四天。

　　【处理】出疹有一定规律，一定要问清患儿有无发
烧。若发烧，疹子呈水泡状，是水痘或疱疹感染。虽然
发烧，但不含水疱是麻疹、风疹、突发性发疹或猩红热。
若不发烧有水泡，是天疱疹。以上疾病都具有传染性，
出疹子一定要注意防止二次感染。再者，一定问清疹子
是从身体哪个部位先发现的，手指压一压退不退色。

　　出疹初期发热，中晚期出疹。出疹是通过发热，让
人体内病毒从体表排出体外，故让皮疹出得越快越全，

越好得快。发疹越透病情越轻，若阻止发热，使皮疹发不出来，病情越容易加重，甚至会死亡。

宝宝风疹

宝宝风痧又叫风疹。症有轻度上呼吸道感染；低热，38℃左右；全身出现弥漫性斑红疹；先见于面，继而延及躯干及四肢；手足心无疹或少见；有痒感，耳后及枕部淋巴结肿大；退疹后无色素沉着；舌质红，舌苔黄；化验单白细胞总数及淋巴细胞减少，后期可增加。

【推拿重点】清五经、曲池、合谷、天河水、足三里、丰隆、血海、三阴交。

【辅助治疗】（一）口服银翘解毒片，一次一至二片，一日三次。（二）口服小儿清热口服液，一次四至五毫升，一日二次。

宝宝药疹

宝宝药疹是指药物经内服、注射、吸入、塞入、涂抹等进入体内所引起的皮肤或黏膜反应，出现圆形或不规则红斑疹或者水疱，愈后留有色素沉着。出疹前有发热、头痛、大便干结全身症状。一般发热三至四天，皮疹一周至十天消退，严重者可出现猩红热样皮疹，全身红肿、渗液、皲裂、剥脱，甚至危及生命。

（一）立即停止致敏药物及可疑药物，多喝温开水。

（二）杜绝滥用药物，问清已往药物过敏史。

（三）口服氯苯那敏、西替利嗪、维生素 C 及钙片。

（四）可用抹抹爽涂抹，也可涂皮炎平软膏，一日两次。

宝宝奶疹

宝宝奶疹又叫奶癣，是湿疹的一种。是由食用牛羊奶、奶粉、鱼、蛋、虾等高蛋白食物而引发的一种过敏性疹，治疗方案可按湿疹治疗。

宝宝奶麻

宝宝奶麻是时疫邪毒感染而致。症状是突发高热，持续四天左右。退热后，体躯出现玫瑰色细小丘疹，面部及四肢较少。两天后丘疹消退，无色素沉着。出疹前可见耳后淋巴结肿大。化验单显示白细胞总数、中性粒细胞减少，淋巴细胞增多。

（一）鱼腥草十五克洗净，同绿豆三十克，海带二十克煮熟，加入白糖适量，去鱼腥草喝汤，吃绿豆、海带，一日一剂。

（二）蒲公英三十克，煎水喝，一日一剂。

宝宝烂喉疹（猩红热）

宝宝烂喉丹痧又叫猩红热，高热、咳嗽、咽喉肿痛、红肿，症状如同奶麻，出疹也如奶麻，但咽喉肿痛糜烂，杨梅舌。化验单显示白细胞总数，中性粒细胞增加。

（一）口服大青叶合剂，一次一支，一日两次。

（二）口腔内吹玉雪丹（二十六），一日一次或两次。

宝宝痱子

痱子又叫痱瘟，为夏季小儿常见症。患了痱子不仅瘙痒，而且极易搔破导致细菌感染出现某些化脓性皮肤病。

（一）西瓜皮削至微青，擦拭患处至微红，一日三次。

（二）生姜片直接擦拭患处，一般两小时后即退。

（三）千万不要涂抹软膏和油膏，不要搔抓，易成痱毒。

宝宝麻疹

宝宝麻疹：麻疹是由小儿麻疹病毒所引起的，有极强的传染性。其主要特征是上呼吸道炎症病变，发热、咳嗽、流涕、眼睑红肿、流泪、畏光、咽部充血。下眼睑边有一条明显的充血横线。口腔黏膜在下臼齿颊黏膜出现麻疹黏膜斑，疹子最先出现在额头及耳后，之后出现于头部及全身，手足心见疹。六天后开始消退，一周后症状消失。要特别注意有一种无疹性小儿麻疹，症状同麻疹，就是不见疹子，皮肤正常。

（一）应卧床休息至体温正常，皮疹消退。

（二）居室应温度适宜，保持清洁和空气清新，请勿紧闭门窗。

（三）避免阳光直射和强光刺激，避免直接吹风。

（四）防止高热惊厥或出汗过多，应多喝温开水。

（五）口腔、鼻、眼常用生理盐水清洗，保持清洁卫生，剪短指甲，保护好皮肤。

（六）常洗换尿布，保持干燥卫生。

（七）可用炉甘石洗剂或止痒粉止痒。

（八）适当用点维生素 A 片，多食含维生素丰富的蔬菜瓜果。

荨麻疹

荨麻疹：荨麻疹是因接触过敏源，如食物、药物、花粉、虫咬等而引起皮肤、黏膜、小血管扩张及渗透性增强所出现的一种水肿变态反应。起病较急，为局限性大小不一，形态各异呈圆形、不规则形、地图形等，周围有红晕、凸凹不平、呈橘皮样风团，奇痒，越抓越多。

（一）丝瓜叶用清水洗净，手搓成团挤出汁擦拭患处。

（二）用抹抹爽涂抹患处。也可用皮炎平，配无极膏 1∶1 涂抹。

（三）可口服氯苯那敏、西替利嗪、地塞米松片，按说明服用。

小儿湿疹

小儿湿疹：小儿湿疹是一种变态反应性皮肤病，其发病与多种因素有关，因此，很难明确具体发病原因。皮疹多见于头面部，逐渐延伸至颏、颈、肩、背、臀及四肢、躯干、全身。初起为散发或群集的小红豆疹或者红斑，逐渐增多，并可见小水疱，黄白色鳞屑及痂皮，可有渗出、糜烂及继发感染。瘙痒，愈后不留瘢痕，可分为脂溢性、渗出型、干燥型三种。

（一）无论是母乳还是牛奶都要定时定量，母乳喂养要缩短喂养时间，两次喂奶时间可增加淡果汁。

（二）母亲要少食用蛋奶制品及辛辣、海味等刺激性食物。

（三）对牛奶、羊奶、奶粉等食品过敏者，应改为母乳或其他代食品，注意过敏源。

（四）保持大小便通畅，注意皮肤卫生，不要抓搔。

（五）严禁用热水、肥皂洗澡擦洗，可用红茶水洗擦。

（六）可服用康敏元益生菌或其他益生菌。

（七）可服用氯苯那敏、西替利嗪、地塞米松片，按说明服用。

（八）可用抹抹爽外涂，一日两次。

水痘

水痘：宝宝水痘是由疱疹病毒所引起的一种急性呼吸道传染病，其发病较急，前期有发热、头痛、肌肉痛、关节痛等，同时出现水痘样皮疹，皮疹剧痒，其病变主要在皮肤棘状细胞层。呈退行性变性及细胞内水肿，形成囊性细胞，核内有嗜酸性细胞包涵体、囊细胞或多核巨细胞裂解及组织液渗出，其特点是斑丘疹、水疱疹、结痂同时存在，水痘应与手足口病、带状疱疹相鉴别。

（一）以绿豆汤代水饮，饮食要清淡，忌食煎炸、辛辣、燥热及海鲜腥味食品，不要食用酱及酱油。

（二）用双花三十克，野菊花三十克，夏枯草十五克，苦参五十克，地肤子五十克，煎水，加食醋一斤煮开，温水擦洗患处。

（三）开窗通风，保持室内清洁，将儿童所有用品置于日光中曝晒，用铁锅烧热，倒入食醋熏，杀菌消毒。

（四）千万不要擦揉眼睛。

手足口病与水痘的五大鉴别

（一）手足口病是由肠道柯萨奇十六病毒引发的，以六至七月份发病率最高，九月份以后少见。水痘是由疱疹病毒所引起的，冬春季发病率高，夏季则少见。

（二）手足口病皮疹主要表现在口腔黏膜、手足部，口腔黏膜疹子占多数，同时伴口腔炎和口腔溃疡，水痘的皮疹则呈向心性分布，即躯干处疹多，四肢与面部较少，手足心及口腔内则更少。

（四）手足口病痊愈后不获得免疫力，水痘痊愈后可终身免疫。

（五）手足口病可激素治疗，不会加重病情，水痘会使病情加重。

宝宝手足口病是由肠道柯萨奇病毒感染所致，发病初期先有发热（39℃左右）、咳嗽、流涕等像上呼吸道感染一样的症状，继而手足指、趾背部出现椭圆或棱形小水疱。水疱周围有红晕，然后水疱中心凹陷变黄、干燥、脱掉，指趾端散在比较坚硬的淡红色丘疹或疱疹。同时，口腔内也散在水疱疹，但是口腔内水疱疹很快破溃而形成白色或灰色小点，周围也有红晕，会形成点状、片状糜烂。

手足口病的注意事项

（一）口服板蓝根口服液，维生素 B、C 片，按说明服用。

（二）宝宝饭前便后要用肥皂洗手。

（三）宝宝常换尿布，保持卫生、干燥，使用日用品、玩具等置于日光曝晒。

（四）宝宝使用的奶瓶、奶嘴，使用前充分清洗消毒。

（五）居家休息，不宜带宝宝到人群聚集场所。

（六）双花十克，荷叶五克，煎水漱口。

（七）黄芪十五克，生薏仁十克，绿豆十克，先煮黄芪三十分钟，取其液，煮薏仁绿豆，煮粥给宝宝食用。

宝宝疱疹和水痘是一种为病毒所致的疾病，疱疹分为单纯疱疹和带状疱疹。带状疱疹因常发生在腰部，故又叫蛇缠腰。疱疹是病毒侵害神经，因此会发生神经疼痛，但疼痛的程度轻重不一，与皮疹的严重程度无关。

单纯疱疹是皮肤黏膜交界处的簇集性水泡群，其症状较轻，皮肤局部会有灼热感，一般是在发热或肠胃功能紊乱时发生。

带状疱疹常发于春秋季节，患处首先发生潮红斑，继而出现粟状绿豆大小的丘疱疹，迅速变为水疱，水疱透明发亮，周围有红晕，常沿皮神经呈带状，各簇群水疱间皮肤正常。常左右发生，一般不过身体中线，水疱吸收干涸结痂，此疹不痒，剧痛是其特点。

（一）云南白药去红丸醋调涂抹患处，一日数次，干了就抹。

（二）结痂干后用阿昔诺书软膏涂抹，一日三次。

（三）小点的孩子口服板蓝根口服液，大一点的孩子可口服龙胆泻肝丸和云南白药胶囊。按说明服用。

（四）合理饮食，少吃油腻性及鱼腥味和辛辣刺激性食物。

（五）注意休息，确保补充营养。

（六）注意避免疱疹破裂，以免引起皮肤感染。

【注意事项】

（一）宝宝应多休息，室内保持整洁、安静，注意空气流通，保持空气清新。

（二）多喝开水，适当加入果汁以利于出汗排尿、排毒。

（三）要注意饮食营养，不可喝糖分过高的甜水。

（四）注意补充维生素 C 和维生素 B。

（五）不要着衣过暖和盖的太厚，影响身体散热。

（六）体温保持在 38℃左右。

（七）不得抓破皮疹，注意皮肤卫生，以防感染。

（八）妈妈应多体贴宝宝，温馨对待，照顾好孩子。

二十七、小儿腮腺炎

宝宝流行性腮腺炎俗称痄腮，好发于冬春两季，痄腮多为感染风邪瘟毒所致，是痄腮非化脓性肿胀疼痛的病症。化验单显示白细胞总数、淋巴细胞增高、尿淀粉酶增高。

【处理】察看腮腺肿胀情况，问清家长几时发病，是否发热，判定腮腺炎，有无淋巴肿大。

【推拿重点】揉小天心、掐揉一窝风、补肾水、推板门、分阴阳、退六腑、清天河、推三关、补脾。

（一）仙人掌五十克，白矾二十克，共捣如泥加蛋清调敷，一日多次。

（二）口服大青叶合剂，板蓝根口服液，按说明服用。

（三）外敷消肿膏（二十七），按患处大小贴敷，一日数次。

【注意事项】注意卧床休息，多饮温开水，食用清淡食物，忌用辛辣酸性食品，保持口腔清洁。

二十八、宝宝保健

宝宝体质娇嫩，各器官功能发育不完善，因此小儿对各种疾病的抵抗、防御能力较弱，家长给孩子使用药物或保健品都不是增强孩子体质的最佳办法，对于体质较弱的孩子来说，日常推拿保健才是良方。经常坚持给宝宝做推拿保健，可以让宝宝更好地发育成长，能够大大地降低宝宝生病的概率。提高宝宝的自身免疫力和抵抗疾病的能力，增强宝宝的体质，让宝宝健康茁壮地成长。

【推拿重点】擦鼻柱、揉迎香、补脾土、揉足三里、捏脊、摩腹、揉涌泉。

【辅助治疗】

（一）神阙贴四消贴（二十八）砂壶艾灸三十分钟。

（二）太子参五克，谷芽十克，麦芽十克，鸡肾一对，大枣一枚，薏米十克，无花果二个，煮汤喝。

【注意事项】（一）宝宝体质较弱，防病能力差，一年四季都应注意预防传染病，春防流行感冒，夏防中暑，秋防腹泻，冬防着凉上感。所以少带宝宝到人多人杂的公共场所。（二）四季要穿衣适宜，既防着凉又不能穿着太厚，少着化纤衣服，以舒适、柔软、轻便、大方为要。并要常洗常换，春冬多晒衣被。（三）一年四季宝宝的食物很重要，多吃清淡、营养丰富的食物，少吃油腻辛辣及刺激强的食物，夏季喝水注意保钾、钠，少食冷饮，多食四季时蔬。（四）夏季空调不宜温度过低，风扇不能直吹宝宝，春冬多做户外活动，多晒晒太阳，以保证小儿钙的吸收和增强小儿对外界变化适应的体质。（五）经常洗澡，注意卫生，冬春常用姜水洗脚。

附：常用处方

一、退热贴：连翘、薄荷、淡豆豉、雄黄、生石膏。共研极细粉，蜂蜜葱泥调膏，贴敷大椎、神阙，砂壶艾灸三十分钟，背部微汗为度，一日一次。

二、爽身粉：五倍子、麻黄根、龙骨、牡蛎、滑石粉、石膏粉、白芷共研极细粉。冰片、薄荷霜、明矾共研极细粉，两种药粉共调匀，布包扑身，一日数次。

三、止汗散：五倍子、麻黄根、何首乌，共研细粉，蜂蜜调敷，贴敷神阙，砂壶艾灸三十分钟，一日一次。

四、夜安散：黑丑、五倍子、朱砂、蝉蜕共研极细粉，贴敷神阙，紫砂壶艾灸三十分钟，晚贴至早起床，一日一次。

五、三黄滴眼液：大黄、黄柏、黄连、纯净水煮开二十分钟，过滤后盛消毒瓶加入冰片少许备用，滴眼，一日数次。

六、正睑散：木鳖子去壳捣泥，一克纱布包，塞鼻孔，左目塞右，右目塞左，毛正取出，勿超两日。

七、安神贴：天麻、钩藤、地龙、防风、胆南星、人指甲、珍珠粉、熟地、全蝎。焙干研极细粉，蜂蜜调敷神阙，砂壶艾灸三十分钟。

八、通窍散：川芎、生川乌、细辛，共研极细粉，加入冰片研匀，藿香正气口服液调膏，贴敷囟会，绷带固定，勿入眼睛，砂壶艾灸三十分钟，一日一次。

九、牙痛安：荜茇、良姜、元胡、细辛、川椒，共研极细粉，加入冰片少许调匀备用，点患处，一日数次。

十、开喉散：青黛、雄黄、胆矾、生栀子、硼砂、元明粉、黄连、黄檗、细辛、地骨皮，共研极细粉，过三百目筛，冰片、薄片霜、儿茶，共研极细粉。两种药粉调匀备用，吹布口腔疮面，一日数次。

十一、口净贴：草乌、天南星、黄芩、甘草、青黛、生地、土茯苓、黄檗、地龙、马鞭草、徐长卿，共研极细粉，加冰片研匀，姜汁调敷，贴神阙，砂壶艾灸三十分钟，灸后取下贴敷涌泉（双），绷带固定两日。

十二、止嗽散：麻黄、杏仁、细辛、白果、白前、百部、冬花、紫苑、半夏、桔梗、枇杷叶、鱼腥草，共研极细粉，蜂蜜调敷，肺俞双、天突、膻中，可轮流贴一、二处，砂壶艾灸三十分钟，一日一次。

十三、止呃贴：丁香、木香、干姜、附片、羌活、胡椒、柿蒂、小茴香，共研极细粉，加芒硝研细调匀，蜂蜜调匀，贴敷神阙，砂壶艾灸三十分钟，一日一次。

十四、消痛止瘀贴：生栀子、川芎、当归、红花，共研细粉，蜂蜜调膏，贴敷患处，砂壶艾灸三十分钟，一日一次。

十五、健脾止痛贴：黄芪、党参、白术、茯苓、山药、半夏、陈皮、香附、木香、炒神曲、炒麦芽、炒山楂、枳实、豆蔻、砂仁、大黄、苍术、槟榔、丁香、吴茱萸、肉桂、莱菔子，共研极细粉，加入冰片，元明粉共研，与姜汁调敷神阙，砂壶艾灸三十分钟，一日一次。

十六、止痢散：黄连、雄黄、枳壳、黄檗、白头翁，共研极细粉，蜂蜜贴敷神阙，砂壶艾灸三十分钟。大便下清水后去贴。

十七、腑行膏：大黄、生地、当归、枳实、厚朴、陈皮、木香、槟榔、桃仁、红花、党参，共研极细粉，加元明粉研匀，蜂蜜调膏，贴敷神阙，砂壶艾灸三十分钟，一日一次。

十八、健脾止汗散：丁香、苍术、砂仁、白术、鸡内金、厚朴、莱菔子，共研极细末，蜂蜜调敷神阙，砂壶艾灸三十分钟，一日一次，三天一次换贴，脐部红肿可停贴，脐愈后继贴敷。

十九、缩泉散：山药、乌药、益智仁、菟丝子、金樱子、覆盆子、桑螵蛸、远志、五味子、白果，共研极细粉，蜂蜜调敷神阙、关元、气海、丹田，轮流贴敷，砂壶艾灸三十分钟，一日一次。注：灸后必须忌食生冷及饮冷水，此药面可服用。

二十、小儿疝气药包：川楝子、广木香、荔核、橘核、小茴香、青木香、乌药、胡芦巴、吴茱萸，共研极细粉，装入无纺布药袋，每袋五至十克，疝回纳后用药包于环口下部，并用疝气带固定药包。砂壶艾灸三十分钟，一日一次。

二十一、止涎贴：天南星、吴茱萸、益智仁，共研极细粉，醋调贴敷涌泉穴（双），一日一次。

二十二、健脾补肾贴：党参、白术、茯苓、干姜、山药、陈皮、芡实、益智仁、金樱子、甘草，共研极细粉，蜂蜜调敷神阙，砂壶艾灸三十分钟，三天一换贴，艾灸一日一次。

二十三、退黄洗澡液：玉米须、黄桅子，煎水洗澡，一日一次。

二十四、退黄贴：茵陈、桅子、大黄、茅根、茯苓、金钱草、黄檗、郁金、砂仁、薏苡仁、青皮、焦三仙，共研极细粉，蜂蜜调敷神阙，砂壶艾灸三十分钟，一日一次。

二十五、玉雪丹：地力粉、炉甘石、炒僵蚕、象牙屑、石决明、天花粉、蒲黄，共研极细粉，冰片、硼砂、薄荷霜，共研匀备用，吹入口腔患处，一日一次。

二十六、消肿膏：大黄、芒硝、赤小豆、白矾，共研极细粉，蛋清调敷患处，干了就换，一日数次。

二十七、四消贴：香附（醋炒）、大黄（酒炒）、猪牙皂（炒）、槟榔、五灵脂（醋炒）莱菔子、牵牛子、牵牛子（炒）、鸡内金，共研极细粉，蜂蜜调敷贴神阙，砂壶艾灸三十分钟，一日一次。灸后可贴敷十二小时。

二十八、泻火贴（足心宝）：吴茱萸、黄连，共研极细粉。加冰片少许研匀。醋调，贴敷涌泉穴（双），贴一夜，早起床取下，可引火下行。

二十九、咽扁贴：双花、荆芥、桔梗、淡豆豉、牛蒡子、薄荷、甘草，共研极细粉，蜂蜜调，贴敷患处，一日一次。

注：本书所附常用处方中药材均为药材公司所售中药饮片，尽量选其优等品、一等品，处方中药名、产地、

采集、炮制、气味、性能、剂量和用法，均按全国中医药行业高等教育十二五规划教材、全国高等中医药院校规划教材（第九版）中药学（钟赣生主编）为准。所用剂量为方中常用量，处方也是本人临床中常用的经验处方，误谬之处，在所难免，望同道、同仁给予指正，深表感谢。

砚田　注